»STERBEHILFE« UND BEDARFE BEIM STERBEN

Tagungsband der Jubiläumsveranstaltung 60 Jahre Sozialgericht Fulda am 22. Oktober 2014

Herausgegeben von Carsten Schütz und Thomas Sitte

Für J.: Sein Leben zu erhalten war leichter, als sein Sterben zuzulassen.

DEUTSCHER PALLIATIV VERLAG

Impressum

Herausgeber:
Dr. iur. utr. Carsten Schütz, Thomas Sitte
c/o Deutsche PalliativStiftung
Am Bahnhof 2
36037 Fulda
Telefon +49 (0)661 / 4804 9797
Telefax +49 (0)661 / 4804 9798
E-Mail: info@palliativstiftung.de
Web: www.palliativstiftung.de

Verantwortliche Autoren:
Dr. iur. utr. Carsten Schütz, Thomas Sitte

Druck:
Rindt Druck
gedruckt auf zertifiziertem Recycling-Papier

Auflage: 1200 Exemplare
Deutscher PalliativVerlag, 2015

Bildnachweise:
Titelbild: Renate Witzleben
Seite 26: Sabine Schraut
Seiten 27 & 29: Bärenherz-Fotoarchiv
andere Fotos: Thomas Sitte

ISBN 978-3-944530-14-7

Inhaltsverzeichnis

Die Referenten

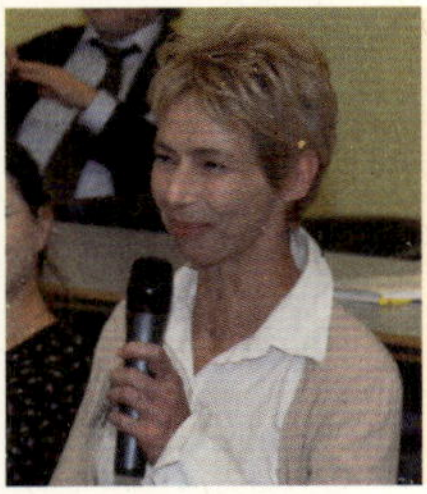

Bettina Ditzel
Richterin am Sozialgericht Fulda
Pressesprecherin Sozialgericht Fulda

Michaela Hach
Pflegefachkraft für Palliative Care
Zertifizierte Care- und Case-Managerin DGCC
Geschäftsführerin Fachverband SAPV
Sprecherin Sektion Pflege DGP

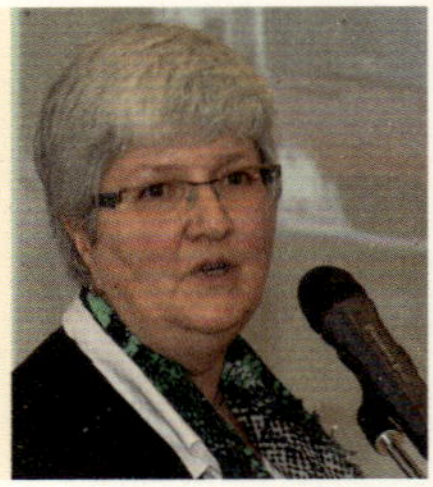

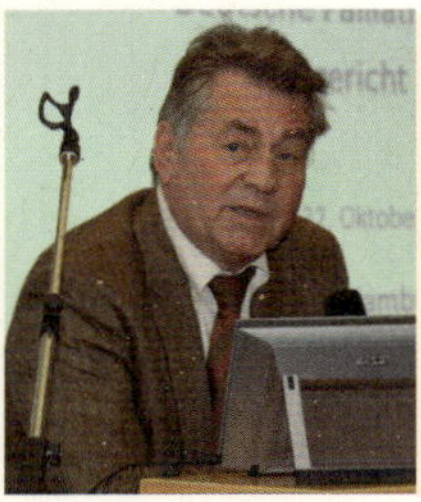

Dr. Ulrich Hambüchen
Vorsitzender Richter am Bundessozialgericht a.D.
Rechtsanwalt, Berater im Gesundheitswesen

Dr. med. Joan Elisabeth Panke
Fachärztin für Strahlentherapie, Sozialmedizin, Palliativmedizin
Seniorberaterin Team Versorgungsberatung
Fachgebietsleiterin Ambulante Versorgung
Medizinischer Dienst des Spitzenverbandes
Bund der Krankenkassen e. V. (MDS)
Mitglied im G-BA

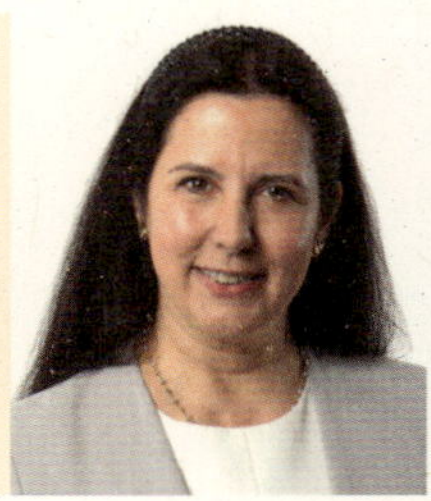

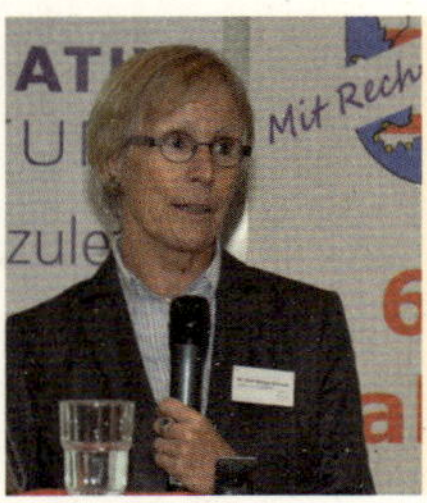

Dr. med. Sabine Schraut
Fachärztin für Kinder- und Jugendmedizin
Neuropädiatrie, Palliativmedizin
Ärztin im Kinderhospiz Bärenherz
Gründungsstifterin Deutsche PalliativStiftung

Andrea Nahles

Geleitwort für das Symposium „Sterbehilfe und Bedarfe beim Sterben"

Aktive Lebenshilfe bis zum Schluss

„Jeder Mensch hat ein Recht auf ein Sterben unter würdigen Bedingungen. Er muss darauf vertrauen können, dass er in seiner letzten Lebensphase mit seinen Vorstellungen, Wünschen und Werten respektiert wird und dass Entscheidungen unter Achtung seines Willens getroffen werden. Familiäre und professionelle Hilfe sowie die ehrenamtliche Tätigkeit unterstützen dieses Anliegen."

So lauten die ersten Sätze der „Charta zur Betreuung schwerstkranker und sterbender Menschen in Deutschland", die 2010 nach einen rund zweijährigen, bislang einzigartig intensiven Diskussionsprozess zu diesem Thema vorgelegt werden konnte. Das Ziel der Charta ist klar formuliert: In fünf Leitsätzen möchte sie Orientierung geben für eine Weiterentwicklung der deutschen Hospiz- und Palliativversorgung, in deren Mittelpunkt die Rechte und Bedürfnisse schwerstkranker und sterbender Menschen stehen.

Über 800 Institutionen und weit mehr als 10.000 Personen haben seither durch Unterzeichnung der Charta ihre Zustimmung zu diesen fünf Leitsätze zum Ausdruck gebracht. Diese breite Unterstützung zeigt auch an, dass die ethischen und sozialen Fragen, die sich mit Sterben und Tod verbinden, ihrer bisherigen Tabuisierung nach und nach entrissen werden und als Thema unserer Zeit ins öffentliche Bewusstsein rücken.

Auch das ist ein bemerkenswerter Erfolg der Hospizbewegung und der Palliativmedizin, in deren Zentrum von Anfang an eine unmissverständliche Botschaft steht: Krank werden, älter werden und Abschied nehmen gehören zum Leben.

Diese Botschaft richtet sich gegen die Tendenz moderner Gesellschaften, das Thema Sterben und Tod zwar als „Ereignis" und „Mediengeschehen" alltäglich zu inszenieren, es ansonsten aber aus den familiären und sozialen Zusammenhängen zu lösen, in Krankenhäuser oder stationäre Pflegeeinrichtungen auszulagern und in seiner existentiellen Erfahrungsdimension nur selten und dann oft nur unzureichend zu behandeln.

Diese Botschaft ist jedoch auch Ausdruck einer der christlichen Ethik verpflichteten Haltung, den Bestrebungen nach einer Legalisierung der Tötung auf Verlangen durch eine Perspektive der Fürsorge und des menschlichen Miteinanders entgegenzutreten. Aus dieser christlichen Sicht, die auch die meine ist, gibt es kein Recht auf Tötung, wohl aber den Anspruch auf ein menschenwürdiges Sterben und die zutiefst humane Aufgabe, dem Tod als Teil des Lebens die gebührende Beachtung und Achtung zukommen zu lassen.

Vor rund 30 Jahren haben Hospizbewegung und Palliativmedizin einen wichtigen und richtigen Weg zur Verbesserung der Lebensqualität von sterbenden Menschen und zur Unterstützung ihrer Angehörigen und der ihnen Nahestehenden eingeschlagen. Die Herbergen, lateinisch *hospitia*, die ab dem Ende des 4. Jahrhunderts nach Christus entlang der Pilgerrouten in ganz Europa entstanden waren, zunächst gesunden genauso wie kranken Pilgern Gastfreundschaft boten und später vorrangig der Pflege kranker Menschen dienten, bildeten den Hintergrund, an den die moderne Hospizbewegung symbolisch anknüpfte.

In den 80er-Jahren wurden auch in Deutschland die ersten hospizlichen und palliativen Einrichtungen gegründet. Heute gibt es in Deutschland über 160 stationäre Hospize, ähnliche viele Palliativstationen und rund 1.500 ambulante Hospizdienste.

Mich beeindruckt dabei besonders die Tatsache, dass vor allem die Hospizbewegung von Beginn an eine echte Bürgerbewegung war, angestoßen und getragen vom Engagement derer, die der häufig unwürdigen, oft anonymen Situation sterbender Menschen eine Alternative geben wollten, die den körperlichen, sozialen, psychischen und spirituellen Bedürfnissen am Lebensende umfassend Rechnung trägt.

Derzeit sind es in Deutschland rund 80.000 Frauen und Männer, die sich ehrenamtlich in der Hospizbewegung engagieren, die sich für diese Arbeit qualifizieren lassen und damit einen entscheidenden Beitrag zur fachkundigen Versorgung und Begleitung schwerstkranker und sterbenden Menschen leisten. Die Hospizbewegung ist damit eine der größten Bürgerbewegungen in Deutschland.

Längst sind das Unverständnis und die Widerstände der ersten Jahre, nicht nur der Medizin und Pflege, sondern auch der Kirchen und der Politik, der allgemeinen Einsicht gewichen, dass nicht zuletzt der Wandel familiärer Strukturen und nachbarschaftlicher Beziehungen neue Antworten bei der Betreuung sterbender Menschen erfordert.

Die Fortschritte der hospizlich-palliativen Versorgung in Deutschland sind beachtlich. Gerade im Rückblick auf das Erreichte und an der Schwelle zur Regelversorgung stellen sich jedoch neue Fragen – ökonomische, institutionelle, soziale und sozialrechtliche, auf die die ehrenamtlich getragene Hospizbewegung, die multidisziplinäre Palliativversorgung und schließlich auch unsere Gesellschaft insgesamt Antworten finden muss.

Auch vor diesem Hintergrund wünsche ich dem vom Sozialgericht Fulda und der Deutschen PalliativStiftung gemeinsam ausgerichteten Symposium zum Thema „'Sterbehilfe' und Bedarfe beim Sterben" einen guten Verlauf mit informativen Referaten, anregenden Diskussionen und den erhofften Ergebnissen auch in der Perspektive.

Andrea Nahles
Bundesministerin für Arbeit und Soziales
Mitglied des Deutschen Bundestages

Dr. iur. utr. Carsten Schütz
Thomas Sitte

Vorwort

Bereits auf dem 40. Deutschen Juristentag des Jahres 1953 wurde den Gerichten empfohlen, ihre „public relations" zu verbessern – eine Mahnung, die auch nach 60 Jahren weithin ohne Widerhall geblieben ist. Deutsche Gerichte – zumal erstinstanzliche – verrichten ihre Arbeit geräuschlos und unprätentiös. Beziehungen nach außen zum Volk, in dessen Rahmen sie täglich Urteile verkünden, oder zu Fachkreisen pflegen sie nicht. Dafür werden sie durch politische Entscheidungsträger auch weder personell noch finanziell ausgestattet. Diese Situation ist misslich; denn sie verhindert einen Lern- und Kommunikationsprozess, der gerade für Gerichte der Eingangsinstanz, die in allen Gerichtsbarkeiten die Hauptlast des Rechtsschutzes tragen, wie auch für Dritte von großem Vorteil sein kann. Die in den Gerichten bestehenden Kompetenzen können gesellschaftliche Gruppen und nicht-juristische Fachdisziplinen ebenso bereichern wie die Richterschaft Praxiskenntnisse erlangt, die die Qualität ihres Entscheidens steigern.

Anlässlich des 60jährigen Bestehens des Sozialgerichts Fulda haben wir versucht, Letzteres punktuell zu verwirklichen. Der Deutschen PalliativStiftung gebührt daher aus gerichtlicher Sicht ein ganz besonderer Dank für die ausgesprochene Offenheit, mit der sie der Initiative des Gerichts begegnet ist, ein gemeinsames Symposium abzuhalten. Sein Verlauf und Ergebnis ist in diesem Band dokumentiert – er belegt die zuvor formulierte These, dass ein gewinnbringender gegenseitiger Lernprozess möglich ist.

Dies gilt für die hier vorliegende Thematik insbesondere hinsichtlich des Wissenstransfers von den Leistungsträgern und Leistungserbringern hin zur „juristischen Seite": Denn es ist zu konstatieren, dass die Grundsatzprobleme der Beurteilung und Finanzierung von palliativer Behandlung und Pflege bisher nur rudimentär und wohl unzureichend eine gesetzliche Regelung gefunden haben. Ebenso wenig sind bisher Streitfälle in wirklich relevanter Zahl an die Sozialgerichte oder gar bis zum Bundessozialgericht gelangt. Dies scheint in der Natur der Sache zu liegen, die von Überforderung der Betroffenen und ihrer Angehörigen gekennzeichnet ist. Daher hat die Sozialgerichtsbarkeit insgesamt auch noch keine wirkliche Kompetenz durch Fallbearbeitung erwerben können. Dieses Defizit muss kurzfristig behoben werden, wozu auch unser Symposium einschließlich der vorliegenden Dokumentation einen Beitrag leisten soll. Denn das Tagungsthema der Bedarfe und Bedürfnisse in der Pallitativpflege und deren Geltendmachung und Durchsetzung im System der Kranken- und Pflegeversicherung ist ein gesellschaftlicher Topos, dessen Bedeutung angesichts des demographischen Wandels kaum überschätzt werden kann. Hinzu kommt die enorme Aktualität angesichts der laufenden nicht nur parlamentarischen Sterbehilfedebatte, die bei der Auswahl des Themas in dieser Form gar nicht vorhersehbar war.

Wir danken den Mitarbeiterinnen des Sozialgerichts für die Unterstützung dieses Buchprojekts durch die Verschriftlichung des gesprochenen Wortes, ohne die die zeitnahne Dokumentation des Symposiums nicht möglich gewesen wäre.

Kurz vor Fertigstellung unserer Tagungsdokumentation hat die politische Entwicklung nun deutlich Fahrt aufgenommen. Zum Zeitpunkt des Symposiums war es noch eine Vision, ihre Realisierung längst nicht absehbar: Nun soll aber noch im Jahr 2015 ein Hospiz- und Palliativgesetz (HPG) verabschiedet werden, das zum Zeitpunkt der Drucklegung gerade ausformuliert und verhandelt wird.

Wenn wir uns die vorliegenden Texte kritisch ansehen, dann werden wir sehen, dass einiges, das hier gefordert wurde, bereits im Referentenentwurf des HPG Beachtung fand. Ein Zufall ist dies sicher nicht.

So wünsche ich und werde auch persönlich dafür kämpfen, das es nicht nur bei diesen ersten und wichtigen Ansätzen bleibt, sondern alle von uns erarbeiteten, für die tägliche Praxis Schwerstkranker und Sterbender so relevanten Forderungen umgesetzt werden. Und so hoffe ich, dass auch dieses Buch seinen Beitrag dazu leisten wird.

Fulda, im Mai 2015

Carsten Schütz Thomas Sitte

Thomas Sitte

Einführung

Herzlichen Dank, Herr Schütz. Ich war eigentlich begeistert, dass mich das Sozialgericht in Fulda fragt – doch warum fand ich das für die Palliativstiftung gut und für die Palliativversorgung? Ich hatte mit dem Gericht in Fulda recht viel zu tun. Mit der Staatsanwaltschaft wegen der Betäubungsmittel schon, was uns hinterher in Deutschland durchaus bekannt gemacht und in die Lage versetzt hat, auch etwas zu bewirken; mit dem Amtsgericht wegen Betreuungsfragen. Mit dem Sozialgericht auch, weil wir es 2009 mit meinen damaligen Kollegen aus dem Schmerz- und Palliativzentrum häufig beschäftigt haben, als wir oder besser unsere Patienten in der Bredouille waren, und die Finanzierung der Palliativversorgung noch auf sehr tönernen Füßen stand.

Wir hatten versucht, nach vielem anderen Hin und Her, über die Krankenkassen doch ein wenig zu bewirken, dass die Palliativversorgung bezahlt wird, indem wir die Patienten haben klagen lassen und für die Patienten gerichtlich geklagt haben am Sozialgericht in Fulda. Es war ein echtes Novum, dass Palliativpatienten ihre Versorgung einklagen. Auch die Bezahlung von Cannabinol für einen Palliativpatienten haben wir damals gerichtlich eingeklagt. Aber das Recht, das es damals auf die spezialisierte ambulante Palliativversorgung gab, hat das Gericht intensiv beschäftigt, und es ist in allen Fällen für die Patienten gut ausgegangen und hat den Krankenkassen dann – die Menschen, die dort bei den Krankenkassen arbeiten, waren ja ohnehin meist gutwillig – die Möglichkeit gegeben, dass sie diese neuartige Versorgungsform auch bezahlen konnten. Und dies hat wesentlich dazu beigetragen, dass es in Deutschland dann ordentlich weitergegangen ist.

Doch jetzt ist das Thema *„Sterbehilfe“ und Bedarfe beim Sterben.*

Als wir im März 2014 darüber sprachen: „Was können wir im Jubiläumsjahr veranstalten?“, habe ich nicht gedacht, dass das Thema „Sterbehilfe“ jetzt so „einschlägt“. Denn das ist ein Thema, was uns zurzeit in Deutschland massiv beschäftigt. Deswegen ist diese Tagung auch wirklich wunderbar platziert.

Wenn das jetzt hier 100, 200, 500 Teilnehmer wären, wären wir längst nicht so effektiv. Wir haben eine sehr schlagkräftige Anzahl von rund 40 Experten für vier Workshops, und wir werden auf dem Podium Einiges hören an Impulsen, das durchaus auch kontrovers sein kann und darf und soll, sodass wir es dann in die Diskussionsrunden spiegeln, in den Seitengesprächen bei der Mittagspause sicher auch weiter diskutieren und in den Workshops aus verschiedenen Gesichtspunkten die Themen aufarbeiten können.

Wieder zurück zum Thema. Es ist natürlich für uns hier in dieser bunten Mischung an Expertisen sehr spannend. Wenn man an einem Workshop teilnimmt, erfährt man teilweise durch Bericht und Diskussion die Inhalte aus den anderen. Doch die restlichen 80 Millionen Deutschen haben gar nichts mitbekommen und die Entscheider in Berlin bei den Fachverbänden, bei den Kostenträgern oder bei den Krankenkassen, bei den Versicherern, im Bundestag haben ebenfalls nichts mitbekommen. Deswegen ist wichtig: Tue Gutes und rede darüber! Denke nach und multipliziere es! Eines meiner Lieblingszitate ist eine Weisheit der amerikanischen Philosophin Margaret Mead, die vor ungefähr zehn Jahren verstorben ist. Sie war Ethnologin und Philosophin, und sie sagte in den 70er Jahren (das zitiere ich auf Deutsch übersetzt): „Wenn Du glaubst, dass eine kleine Gruppe von engagierten Bürgern nicht die Welt verändern könne, dann irrst Du Dich. In der Tat, es war niemals anders."

Nur kleine Gruppen von Menschen, die sich zusammensetzen, die Köpfe zusammenstecken, ehrlich, intensiv, kontrovers sich austauschen, einen Konsens formulieren oder einen Dissens – auch das darf sein – und es das dann weitertragen, die können wirklich etwas bewirken. Deswegen, in der Diskussion jetzt zur Lebensendbegleitung, zu lebensverkürzenden Maßnahmen, zur „Sterbehilfe", ist es ganz wichtig, dass wir uns aus den allerverschiedensten Blickwinkeln bemühen, einen Input zu leisten für die Diskussion. Und das ist etwas, was uns als Palliativstiftung zurzeit sehr gut gelingt. Wir werden intensiv nachgefragt von allen Parteien, von der Rechten bis zur Linken. Die „Die Linke" hat mich auch eingeladen – das fand ich ganz witzig, dass Petra Sitte den Thomas Sitte einlädt, so dass schon getuschelt wurde, ob wir verwandt wären oder verschwägert. Sind wir nicht, glaube ich. Und es ist wichtig, dass wir die wichtigen Fragen aus verschiedenen Blickwinkel beleuchten.

Denn das, was wir in der Versorgung immer wieder hören, ist von dem Patienten: „Hätte ich das vorher gewusst, wäre mir so viel erspart geblieben!". Das ist etwas, auf wir jetzt gar nicht sozialrechtlich schauen wollen: Bedarfe beim Sterben, Bedarfe beim Leben im letzten Lebensabschnitt; hier gibt es im Augenblick aus sozialrechtlichen und sozialmedizinischen Gesichtspunkten noch eine sehr unzureichende Diskussion. Wir hatten am Wochenende eine Tagung von der Deutschen Gesellschaft für Medizinrecht. Dort wurden, im kleineren Kreis, die Einbecker Empfehlungen ausgearbeitet, die im Sommer 2015 ebenfalls gedruckt erscheinen. Und da ging es auch um das Thema Palliativversorgung, und solche Empfehlungen sind ganz wichtig. Ich hoffe, dass wir aus sozialrechtlicher Sicht jetzt auch vielleicht eine Empfehlung formulieren können, gemeinsam, wo genauer hinzuschauen wäre. Denn das wird zurzeit nachgefragt von Politikern, von Entscheidern, die ja über unser aller Zukunft entscheiden müssen – demnächst, ob sie wollen oder nicht, abstimmen über Ihre Zukunft und die unserer Angehörigen.

Deswegen freue ich mich, dass wir auch jetzt hier so ein wirklich buntes Podium aufgestellt haben, so bunt wie die Teilnehmer dieser Tagung, dieses Symposiums.

Zumindest drei Menschen, die mich und unsere Arbeit, begleitet haben, sind hier vertreten. Einen, Herrn Dr. Hambüchen, kannte ich vorher noch nicht persönlich. Aber die anderen drei, mit denen hatte ich in den letzten Jahren recht viel zu tun. Ich möchte jetzt kurz vorneweg die zweite nach Dr. Hambüchen vorstellen, es ist Frau Dr. Joan Elisabeth Panke. Sie ist – ich habe sie eben noch einmal gefragt, wie der Titel eigentlich korrekt heißt – Seniorberaterin beim MDS. Nicht jeder weiß vielleicht, was der MDS ist. Es gibt den MDK, den Medizinischen Dienst der Krankenkassen. Und dann gibt es den Medizinischen Dienst des Spitzenverbandes Bund, das ist nicht unbedingt die Aufsichtsbehörde des MDK, aber eine Institution, die die Arbeit des MDK auf Bundesebene koordiniert.

Panke: Wir heißen Medizinischer Dienst des Spitzenverbandes Bund der Krankenkassen, weil wir den GKV-Spitzenverband in allen medizinischen Fragen beraten, die für Entscheidungen in der Gesundheitsversorgung und in der Richtlinienpolitik der Selbstverwaltung von Belang sind. Unser Akronym lautet MDS. Der MDS ist eine rechtsfähige Körperschaft des öffentlichen Rechts. Die Aufgaben des MDS sind im SGB V (Krankenversicherung) im § 282 SGB V verankert.

Sitte: Und sie ist jetzt kein Mensch, der nur auf dem Podium herumsteht oder am Schreibtisch arbeitet, sondern jemand der wirklich aus der Praxis kommt; sie ist Strahlentherapeutin und hat intensiv auch mit Palliativpatienten beruflich zu tun gehabt – sie ist in der Lage, den Blinkwinkel des MDK und der Krankenkassen mit einzubringen, aber mit der Fachkenntnis aus der täglichen Praxis. Ich kenne Frau Panke schon aus vielen Sitzungen, aus Gesprächen und gemeinsamen Workshops. Im Rahmen des Chartaprozesses haben wir zusammengesessen – und sind uns immer wieder begegnet.

Michaela Hach ist meine zweite intensive Wegbegleiterin, mit der ich sehr viel zu tun gehabt habe in den letzten Jahren, ähnlich wie mit Frau Richterin Ditzel, kann man sagen, auch in Fragen der Palliativversorgung, aber noch viel intensiver. Sie ist Pflegefachkraft für Palliative Care, Case-Managerin und vieles mehr und jetzt Geschäftsführerin des Fachverbandes SPAV, der in Hessen ansässig ist, aber doch deutlich über Hessen hinausstrahlt, immer mehr strahlt, hoffe ich und glaube ich – so höre ich es immer wieder. Wir waren damals in der Pionierphase in Teams, die intensiv Palliativversorgung aufbauten. Sie hat in diesem Zusammenhang mit mir und vier anderen in zähen Verhandlungen die Verträge zur SAPV mit den Krankenkassen erarbeitet, womit wir in Hessen durchaus erfolgreich waren. Das hätte niemals gelingen können ohne die klare Position des Gerichts und auch sehr, sehr guter Menschen bei den Kassen.

Frau Hach beschäftigt sich intensiv mit den Fragen der Qualität in der Palliativversorgung und der Bewertung von Leistungen und Daten und wird dann auch aus dieser Perspektive sehr viel dazu sagen können.

Den vierten Impulsvortrag hält dann Frau Dr. Sabine Schraut. Sie habe ich einmal kennengelernt, als ich mir ja zwangsläufig durch mein Gerichtsverfahren wegen meines „Drogenmissbrauchs" eine mehrjährige Auszeit gönnen durfte und mir den Luxus erlaubt habe, nochmals die Schulbank zu drücken und einen Kinder-Palliativkurs zu besuchen. Da war Sabine mit mir zusammen im Palliativkurs; und wir waren viermal eine Woche dort zusammen und haben uns näher kennengelernt und dann mit anderen Kursteilnehmern und einigen anderen aus der deutschen Palliativversorgung die Deutsche PalliativStiftung gegründet. Frau Dr. Schraut ist niedergelassene Kinderärztin und Neuropädiaterin, hat also viel mit Kindern mit schweren und schwersten Nervenkrankheiten angeborener Art oder erworbener Art zu tun – das sind die Kinder, die auch in Kinderhospizen sind. So ist sie natürlich auch sehr gut geeignet, dass sie ein Kinderhospiz ärztlich betreut, das „Bärenherz" in Wiesbaden, wo sie seit einigen Jahren schon regelmäßig vor Ort ist, Visiten macht, Kinder aufnimmt, die aus ganz Hessen, aus ganz Deutschland in das „Bärenherz" kommen.

In vielen Texten zur Palliativersorgung gibt es so einen kleinen Anhang: „Die besonderen Bedürfnisse von Kindern, Jugendlichen und jungen Erwachsenen müssen berücksichtigt werden." Dieser Part kommt hier Frau Dr. Schraut zu!

Dr. jur. Ulrich Hambüchen

„Sterbehilfe" und Bedarfe beim Sterben ... aus der Sicht des Sozialrechts

Zu dem Unterthema des heutigen Symposiums formuliert die Deutsche Palliativstiftung einen beachtenswerten Satz: „Sterbenszeit ist als letzte Lebensphase Lebenszeit." Eine Selbstverständlichkeit, aber es ist natürlich nicht selbstverständlich, weil man sich diesen Gedanken nicht immer realisiert. Darüber hinaus muss man sich klarmachen, dass palliative Betreuung mehr ist als pflegerische und medizinische Begleitung – es ist eben auch ein umfassendes „Care-Paket", das da geboten werden soll.

Richtet man den Fokus auf die Gesetzliche Pflegeversicherung und blickt hier speziell in § 2 SGB XI, sieht man, dass das, was eigentlich Palliativversorgung und Sterbehilfe ausmachen soll, dem widerspricht, was die Zielsetzung des SGB XI ist: nämlich die (aktivierende) Pflege, um die Gesundheit zu erhalten oder wiederzugewinnen.

Beachtet man dann noch die Vorschrift des § 14 SGB XI betreffend die Pflegebedürftigkeit und die Angliederung an Tätigkeitsbereiche und zeitliche Korridore, dann wird klar, dass Palliativversorgung nicht in die Begrifflichkeiten der Pflegeversicherung passt. Und wenn Sie sich zudem den heutigen Pflegebedürftigkeitsbegriff anschauen, der von einer Pflegedauer von mindestens sechs Monaten ausgeht, stellen Sie ebenfalls fest, dass dies nicht zur Palliativpflege passt.

Sucht man weiter, so findet man im ganzen SGB XI keine einzige Regelung, die sich mit der Palliativversorgung befasst – höchstens am Rande.

Palliatives ist offensichtlich etwas, das in der Begriffswelt der Pflegeversicherung verhältnismäßig wenig vorkommt.

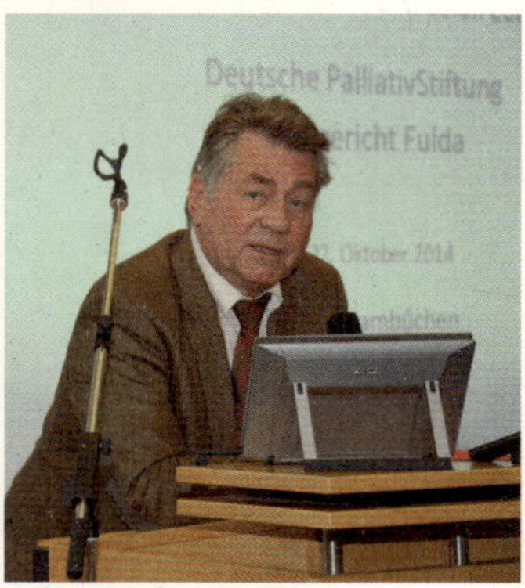

Blicken wir nun alternativ in das Recht der Gesetzlichen Krankenversicherung, also das SGB V, so wird man eher fündig. Dies gilt schon für § 1 SGB V, auch wenn wir hier wiederum eine Formulierung finden, die überhaupt nichts mit Palliativversorgung zu tun hat, nämlich die Wiedereingliederung und die Pflege der Menschen, die krank sind. Doch die Begleitung eines Menschen, der stirbt und damit wohl nicht mehr „wiedereingegliedert" werden kann, ist aus der Perspektive des SGB V leistungsrechtlich nicht vorgesehen. Das war lange so, deswegen gab es früher auch keine Leistungen in diesem Bereich, zumindest bundeseinheitlich nicht. Diese missliche Rechtslage hat sich heute geändert und wir sehen, dass ein neuer Leistungsbereich geschaffen worden ist. Niederschlag hat das in § 39a SGB V gefunden.

Diese Vorschrift hat zwei wesentliche Leistungsbereiche: Einmal haben wir den Anspruch des Versicherten auf palliative Versorgung in einem Hospiz, also die sogenannte Hospizversorgung. Das ist etwas völlig Neues, und man erkennt das an den Leistungsvoraussetzungen: Es muss sich um Versicherte handeln, die nicht mehr krank sind – so überraschend das klingen mag. § 39a Abs. 1 SGB V betrifft also Menschen, die keiner Krankenversorgung mehr bedürfen. Solange jemand noch krankenversorgt wird und versorgt werden kann, steht dies einem Anspruch auf Palliativversorgung qua definitione entgegen. Dass es dort zu Überschneidungen kommen kann, liegt auf der Hand. Zunächst aber ist so das Konzept des Gesetzgebers.

In Absatz 2 findet man den zweiten Leistungsbereich, nämlich die Unterstützung der ambulanten Hospizdienste. Während in Absatz 1 ein Rechtsanspruch des Versicherten auf Hospizleistungen statuiert wird, findet sich in Absatz 2 kein solcher Rechtsanspruch auf ambulante Hospizleistungsdienste, sondern nur eine institutionelle Förderung.

Der Jurist weiß indes, dass dann, wenn die Krankenkasse verpflichtet ist, institutionell etwas zu fördern, es als „Rechtsreflex" auch einen Anspruch gibt. Aber der Gesetzgeber hat sich sehr schwergetan, das Ganze als Rechtsanspruch für den Versicherten auszugestalten; und deswegen ist es auch verständlich, dass die Leistungserbringung in diesem Bereich gerade auf Landesebene sehr schwierig ist.

Vergleicht man zusammenfassend die Leistungsbereiche, dann haben wir in § 39a Abs. 1 SGB V den individuellen Anspruch des Versicherten und in dessen Absatz 2 nur die institutionelle Förderung der ambulanten Hospizleistung. Zwei Dinge, die zunächst ganz gut klingen, aber wohl keineswegs die Garantie für eine funktionierende praktische Ausgestaltung darstellen.

Auf der Basis der Erkenntnis, dass diese Neuregelung gleichwohl nicht ausreichend sein dürfte, hat man die spezialisierte ambulante Palliativversorgung (SAPV) „erfunden". Das ist ein Leistungsbereich, der wiederum mit dem, was das SGB V grundsätzlich zu bieten hat, nicht so ohne weiteres kompatibel ist. Denn wir haben auf erster Stufe die Versorgung von Versicherten, die erkrankt sind; auf zweiter Stufe die Versorgung der Versicherten, die „eigentlich" nicht mehr krank sind, sondern Leistungen der Hospizhilfe und der Palliativversorgung benötigen, und auf dritter Stufe dann wiederum medizinische Leistungen in einem Bereich, in dem „eigentlich" gar keine medizinischen Leistungen mehr erbracht werden sollen. Die SAPV umfasst vor allem medizinische und betreuerische, aber auch therapeutische Leistungen – ein umfassendes Paket.

§ 37b Abs. 1 SGB V enthält sechs Anspruchsvoraussetzungen:

1. unheilbare Krankheit
– kann mit den Mitteln der Medizin nicht mehr geheilt werden

2. fortschreitende Erkrankung
– muss sich in Richtung „Lebensbeendigung" weiterentwickeln

3. fortgeschrittenes Stadium
– es geht nur noch um die Linderung von Schmerzen und Beschwerden

4. begrenzte Lebenserwartung
– Krankheit führt in absehbarer Zeit zum Tode (G-BA: „wenige Tage")

5. Notwendigkeit einer besonders aufwändigen Versorgung
– „normale" Behandlung durch Arzt/Pflegedienst ist nicht ausreichend

6. Verordnung der GKV-Leistung durch einen Arzt

Schaut man sich an, welche Voraussetzungen erfüllt sein müssen, um Leistungen der SAPV zu bekommen (diese Voraussetzungen ergeben sich aus einer Richtlinie des gem. § 91 SGB V errichteten Gemeinsamen Bundesausschusses – G-BA) dann impliziert das, wie schwer man sich schon getan hat, diesen Leistungsbereich überhaupt als gesetzliche Regelung zu normieren. Es scheint fast unmöglich, SAPV-Leistungen auch tatsächlich zu erhalten, wenn man alle sechs Leistungsvoraussetzungen buchstabengetreu zu erfüllen hätte. Denn in der G-BA-Richtlinie werden diese einzelnen Punkte nochmal spezifiziert, sodass es in der Tat schwierig ist, entsprechende Leistung anzubieten und beim Versicherten ankommen zu lassen. Ich glaube, in der Praxis wird allerdings weniger auf die strengen Varianten dieser Regelung geschaut, sondern potentiellen Leistungsansprüchen mit Wohlwollen begegnet.

Im Sozialgesetzbuch existiert also auf der einen Seite das GKV-System mit der „normalen" Krankenversorgung und zudem der Hospizversorgung und der Förderung der ambulanten Hospizdienste, auf der anderen Seite aber auch ergänzt durch die Pflegeversicherung; denn es ist selbstverständlich, dass die Pflegeversicherung in den letzten Lebenstagen eines Menschen ebenfalls Leistungen erbringt, wenn die üblichen Voraussetzungen zur Gewährung von Leistungen bei Pflegebedürftigkeit weiterhin erfüllt sind. Beide Leistungsbereiche bauen aufeinander auf, Leistungen werden teilweise aufeinander angerechnet.

Und als dritte Leistungsalternative – so die gesetzliche Konstruktion – besteht Anspruch auf die SAPV, also die medizinisch pflegerische Betreuung in einem neuen Sektor, für den das SGB V bislang keine Leistungen vorgesehen hatte und der daher der erwähnten Sonderregelung bedurfte.

An drei Beispielen möchte ich abschließend verdeutlichen, wie diese Leistungsbereiche ineinander greifen; die mögliche Leistungsbreite hängt u.a. davon ab, wo und wie der Versicherte untergebracht ist:

Beispiel 1

Unheilbar kranker Versicherter mit deutlich reduzierter Lebenserwartung verbringt die letzten Tage seines Lebens zuhause. Krankenbehandlung ist nicht (mehr) erfolgversprechend.

Krankenpflege (§ 37 SGB V)? *NEIN*

... denn er ist ja nicht krank, braucht also auch nicht gepflegt werden; es ist Intention des Gesetzes, keine Leistungen der häuslichen Krankenpflege zu gewähren.

Pflegegeld / Pflegesachleistungen (§§ 36 ff. SGB XI)? *JA*

...möglich, sofern die entsprechenden Voraussetzungen dafür erfüllt sind.

Zuschuss zur Hospizversorgung (§ 39a Abs. 1 SGB V)? *NEIN*

...denn der Versicherte wird zu Hause versorgt (anders ggfls. bei teilstationärer Hospizversorgung!)

Ambulante ehrenamtliche Sterbebegleitung (§ 39a Abs. 2 SGB V)? *JA*

...mit der Einschränkung, dass es darauf keinen Rechtsanspruch des Versicherten gibt; es ist der Leistungsbereich, der institutionell vorgesehen ist, um dem Versicherten Leistungen ordnungsgemäß zukommen zu lassen.

SAPV? *JA*

...soweit nicht kurative medizinische Behandlung geboten ist. Wenn kurative medizinische Behandlung möglich ist, entfallen die Leistungen der Sterbebegleitung und der Palliativversorgung.

Beispiel 2

Der Versicherte aus Beispiel 1 lebt nunmehr im Pflegeheim.

Leistungen bei vollstationärer Pflege (§ 43 SGB XI)? *JA*

... da die entsprechenden Voraussetzungen vorliegen.

Zuschuss zur Hospizversorgung (§ 39a Abs. 1 SGB V)? *NEIN*

... weil er im Pflegeheim lebt.

Ambulante ehrenamtliche Sterbebegleitung (§ 39a Abs. 2 SGB V)? *JA*

SAPV? *JA*

....soweit nichtkurative medizinische Behandlung im Pflegeheim geboten ist!

Beispiel 3

Der unheilbar kranke Versicherte aus Beispiel 1 lebt nunmehr im Hospiz.

Anspruch auf Kranken(haus)behandlung (§ 39 SGB V)? *NEIN*

... denn er ist nicht „krank" im Sinne des SGB V.

Leistungen aus der Pflegeversicherung (§ 43 SGB XI)? *JA*
Zuschuss zur Hospizversorgung (§ 39a Abs. 1 SGB V)? *JA*

...soweit das Hospiz auch zugelassenes Pflegeheim ist, es ist also eine Kombination beider Leistungsbereiche möglich. Beide Leistungen werden aber nicht zu 100% gewährt, denn es wird bei der Hospizversorgung angerechnet, was an SGB-XI-Leistungen gewährt wird (§ 39a Abs. 1 Satz 2 SGB V)

Ambulante ehrenamtliche Sterbebegleitung (§ 39a Abs. 2 SGB V)? *JA*
SAPV? *JA*

...soweit zusätzliche medizinische Behandlung im Hospiz und nichtkurative medizinische Hilfe erforderlich ist

Insgesamt ist es verwunderlich, dass das BSG bisher überhaupt nur zwei Entscheidungen getroffen hat im Bereich der Palliativpflege. So hat es im Urteil vom 8.11.2005 (B 1 KR 26/04 R – SozR 4-2500 § 39a Nr. 1) darauf bestanden, dass der Eigenanteil des Versicherten für die Sterbebegleitung im Hospiz möglichst gegen Null tendieren soll. Dies ist in der Regel auch der Fall, weil es hierfür in der Regel verschiedene Leistungsinstitutionen gibt, also neben der Leistung nach § 39a SGB V auch solche aus der Pflegeversicherung möglich sind.

Im Urteil vom 17.2.2010 (B 1 KR 15/09 R – SozR 4-2500 § 39a Nr. 2) ging es um die Förderung ambulanter Hospizdienste; dieses Urteil soll nur der Vollständigkeit wegen erwähnt werden, ohne dass ich auf die Einzelheiten an dieser Stelle näher eingehen möchte.

Zum Schluss noch eine kleine Umfrage: Wie, glauben Sie, wird in Deutschland derzeit die aktive Sterbehilfe bewertet?

Hier ist das Ergebnis:

Umfrage: Sterbehilfe

In Deutschland ist es aktuell verboten, aktive Sterbehilfe zu leisten, d.h. jemanden auf dessen Verlangen hin zu töten. Sind Sie der Meinung, dass das so bleiben soll?

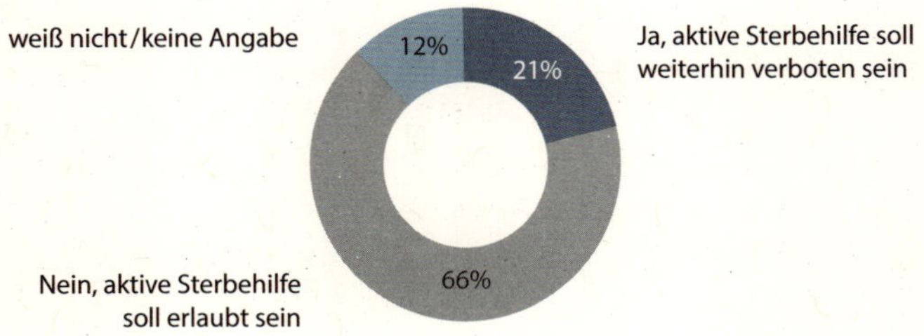

Quelle: YouGov; Prozentwerte gerundet von 21,33%, 66,22% und 12,45% © ZEIT ONLINE

Dr. med. Joan Elisabeth Panke

Rechtliche Grundlagen zur Begutachtung von palliativmedizinischen und palliativpflegerischen Fragestellungen

Guten Tag, ich wurde ja vorhin schon vorgestellt, mein Name ist Joan Elisabeth Panke. Ursprünglich, eigentlich jetzt auch noch im Herzen Radio-Onkologin/Strahlentherapeutin mit der Zusatzbezeichnung Sozialmedizin und Palliativmedizin. Ich habe jetzt, weil ich gehört habe, dass es ein besonderes Jubiläumsfest ist des Sozialgerichts Fulda, auch die rechtlichen Aspekte der Begutachtung als Hauptfaktor meines kurzen Impulsvortrages genommen.

Ich möchte auch noch einmal ankündigen, dass es in dem anschließenden Workshop auch um eine neue Begutachtungsanleitung geht, die verbindlich ist nach § 282 SGB V, sie ist verbindlich für die Gutachter und für die Krankenkassen.

Wir haben mit allen Verbänden zusammen am Tisch gesessen und sie ist brandneu, sie ist im Mai diesen Jahres vom GKV-Spitzenverband erlassen worden. Das ist die „Begutachtungsanleitung spezialisierte ambulante Palliativversorgung und stationäre Hospizversorgung". Den Internetlink habe ich beigefügt, also wenn jemand Interesse hat, es ist ein sehr kompaktes Werk, man kann sehen, wie die Krankenkassen und die MDK-Gutachter und Gutachterinnen auch die vorliegenden Fälle begutachten und was wirklich verbindlich ist – auch in der Zusammenarbeit zwischen beiden.

Da bin ich sehr froh, dass Herr Hambüchen etwas zum Sozialgesetzbuch berichtet hat, weil ich nämlich jetzt praktisch den Schwerpunkt auf das SGB V gelegt habe, da ich als Fachgebietsleiterin zuständig bin für den ambulanten Themenkreis SGB V.

Ich werde jetzt in den folgenden Minuten erklären, worum es darin auch geht. Wir haben eine Richtlinie G-BA, das hat Herr Hambüchen uns auch schon erzählt, die eigentlich alles regeln sollte, was praktisch für die spezialisierte ambulante Palliativversorgung als Voraussetzung zu gelten hat. Das Thema ist aber so diffizil gewesen und hat sich im Laufe der Jahre auch als komplex herausgestellt, sodass wir gezwungen waren – ich sage einmal, als MDK-Gemeinschaft, als Gutachter, ist nicht jeder palliativmedizinisch bewandert – eine Richtlinie zu erarbeiten, damit einmal Klarheit geschaffen wird. Ich hoffe auch, dass sich dann alles verbessert. Es hat sich bereits viel verbessert seit 2007, und dafür bin ich auch dankbar, und das werde ich nachher auch im Workshop erklären, wenn das Thema darauf kommt.

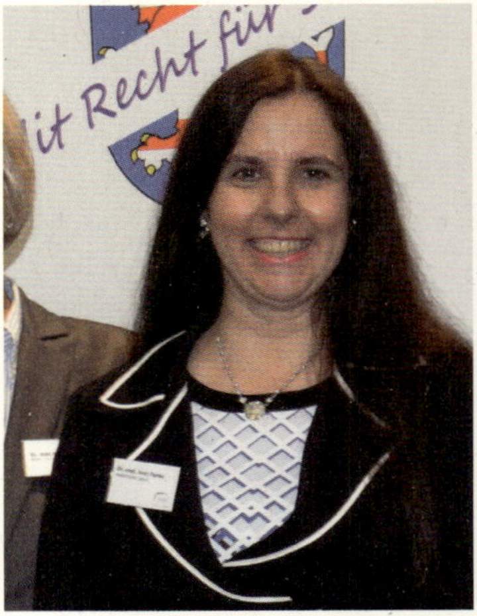

Wir haben auch noch entschieden, dass die besonderen Belange der Kinder zu berücksichtigen sind, und deswegen haben die Krankenkassen zusammen mit den MDK-Fachgutachtern und -gutachterinnen eine Empfehlung herausgebracht zur Ausgestaltung der Versorgungskonzeption der spezialisierten ambulanten Palliativversorgung von Kindern und Jugendlichen. Das ist schon 2013 gewesen. Ich habe gehört, dass das um Einiges besser gelaufen ist, das werden wir vielleicht noch in den Workshops hören – auch die Kollegin wird das noch einmal darstellen. Das ist alles sehr spannend, was jetzt gerade passiert.

Zu § 37 b SGB V: das sind jetzt nur diese 3 Absätze, die sehr wichtig sind; ich habe noch einmal den Absatz 1 herausgehoben. Da geht es natürlich darum, dass Versicherte nicht heilbare Krankheiten und weit fortgeschrittene Erkrankungen haben mit einer zugleich begrenzten Lebenserwartung. Das sind die Patienten, die Palliativmedizin und die palliativpflegerische Versorgung vor allen Dingen benötigen. Und ich möchte hiermit noch einmal sagen, ich habe diese Talkshow kürzlich mit Herrn Jauch und den vier Referenten oder Teilnehmern mit Schrecken angesehen.

Versicherte in einer Pflegeeinrichtung haben wohl einen Anspruch auf Palliativversorgung, das ist noch einmal geregelt in § 72 Abs. 1 des 11. Buches. Auch in der Bevölkerung ist das Thema nicht so sehr bekannt. Wir können danach darüber gerne diskutieren. Es gibt auch einen Verweis auf § 132d Abs. 1 SGVB V. Der Verweis auf die Verträge, die die Krankenkassen mit den Leistungserbringern dann tätigen: Es ist alles in den Verträgen geregelt, d. h. das ist auch von Bundesland zu Bundesland und auch noch von Pflegeeinrichtung zu Pflegeeinrichtung unterschiedlich. Das ist nämlich ein Problem, dass es dadurch nicht so transparent ist, wie es denn in Hessen in die Praxis umgesetzt wird oder was dann in Bayern geschieht, und in Westfalen-Lippe ist es auch wieder anders. Das ist natürlich ein großes Problem und wir kommen auch nicht immer zusammen und sehen, was in den Verträgen steht. Jedoch hätten wir die Möglichkeit dazu und ich nutze das auch.

Die Richtlinien des gemeinsamen Bundesausschusses, die sind wirklich ausschlaggebend und das steht auch noch in § 37b. Die haben übrigens diese G-BA-Richtlinie, die hat ja 8 Paragraphen. Und diese 8 Paragraphen wurden u.a. mit Inhalt, also mit sehr detailliertem Inhalt, ausgefüllt. Aber nicht alle sind so detailliert, wie wir das auch gerade gehört haben, weil es nämlich auch darum geht, nicht einfach Regularien vorzuschreiben. Der Praktiker und die Pflegenden, die Ärzte, die sollen auch die Möglichkeit haben, den Inhalt mitzugestalten. Wenn alles vorgegeben ist, dann sind unsere Hände gebunden. Das wollen wir doch gar nicht in der Palliativversorgung. Denn wir wollen in erster Linie Lebensqualität in der Palliativversorgung. Wir wollen dies bis zur Sterbephase und darüber hinaus bis zum Tod. Das ist das Bestreben der Palliativmedizin.

Deswegen verwehre ich mich auch gegen aktive Sterbehilfe und Beihilfe zur Selbsttötung und denke, dass diese Wünsche zum größten Teil auf diffuse und konkrete Ängste gleichermaßen zurückzuführen sind – dies sind große Ängste vorm Sterben und Leiden. Manche davon sind rational und manche irrational; aber die meisten kann man aus dem Weg räumen.

Und wenn das auch nicht geht, dann gibt es immer noch die Möglichkeit der palliativen Sedierung. Wenn ein Mensch unerträgliche Angst hat oder unerträgliche Qualen erleidet, die nicht durch Medikamente zu beheben sind, kann man sich medikamentös in einen tieferen Bewusstseinszustand versetzen lassen, um diese Zeit zu überstehen. Den Patienten wird jederzeit ermöglicht, wieder zum vollen Bewusstsein zu gelangen, um sich bewusst von den Angehörigen und Freunden zu verabschieden oder auch um die letzte Zeit noch im „Wachzustand" zu verleben.

Ich leite jetzt zu einem anderen Thema über.

In dem § 1 der G-BA-Richtlinie heißt es unter anderem, dass den besonderen Belangen von Kindern Rechnung zu tragen ist. Der GKV-Spitzenverband hat mit den Verbänden der Krankenkassen auf Bundesebene, der Deutschen Gesellschaft für Palliativmedizin und dem Deutschen Hospiz- und PalliativVerband e.V. Empfehlungen zur Ausgestaltung der Versorgungskonzeption der spezialisierten ambulanten Palliativversorgung (SAPV) von Kindern und Jugendlichen am 12.06.2013 herausgegeben. Dort wurde die Expertise vom MDS und von Fachärztinnen für Kinder- und Jugendmedizin aus dem MDK eingebracht.

Im Paragrafen 132 d SGB V geht es um die Verträge zwischen den Krankenkassen und den Leistungserbringern. In den Verträgen sind u.a. Maßnahmen zur Qualitätssicherung und eine Zusammensetzung der multiprofessionellen Teams festgelegt. Die Ärztinnen/Ärzte und Pflegenden sollen eine Spezialausbildung haben, d.h. die Zusatzbezeichnung „Palliativmedizin" für die Mediziner oder die Palliative Care-Ausbildung für die Pflegenden sollte Voraussetzung für die Berufsausübung im multiprofessionellen Team sein. Dadurch entsteht entsprechender Nachholbedarf in der Fortbildung. Das hat auch die Charta zur Betreuung schwerstkranker und sterbender Menschen in Deutschland festgestellt und hat eine eigene Arbeitsgruppe für die Bildungsqualität in den Berufsfeldern eingerichtet, die an der Behandlung schwerstkranker und sterbender Menschen unmittelbar beteiligt sind und für die, die verstärkt mit den Themen Sterben und Tod konfrontiert werden. In dieser Arbeitsgruppe sowie am Runden Tisch bin ich direkt beteiligt und kann also auch hierüber aus erster Hand berichten. In dieser AG haben wir sogar in unserer Allgemeinbevölkerung, bis hin zu den Schulen und Kindergärten, die Bedürfnisse gesehen, dass auch hier über das Lebensende und Sterben aufgeklärt wird. Es ist wichtig, dass es auch in der Allgemeinbevölkerung ankommt, dass es palliativmedizinische und palliativpflegerische Maßnahmen am Lebensende gibt, die einem die Angst nehmen können und das Leiden bis zu einem gewissen Grade abmildern. Es sollte keiner in die Situation kommen zu sagen: ich möchte lieber tot als lebendig sein, weil mir ja doch keiner helfen kann.

Das nächste Diagramm veranschaulicht die Verteilung der Begutachtungsanlässe zu ambulanten Leistungen. Man sieht deutlich, dass die spezialisierte ambulante Palliativversorgung das Begutachtungsfeld ist, zu dem die meisten Anfragen von der Krankenkasse kommen. In einer großen Zahl der Fälle empfehlen die MDK-GutachterInnen der Krankenkasse eine Kostenübernahme. Konkret wird die SAPV in ca. 80 % der Fälle als medizinisch indiziert angesehen. In den anderen Fällen schlagen die GutachterInnen in der Regel alternative Optionen vor. Diese Zahlen betreffen nur die Fälle, die den MDK-GutachterInnen überhaupt von der Krankenkasse vorgelegt werden. Es gibt aber dennoch auch andere Fälle, die nicht so einfach zu beurteilen sind. Hier können wir noch viel voneinander lernen. Ich hoffe einfach, dass die Begutachtungsanleitung, die wir dieses Jahr auf den Weg gebracht haben, in jeglicher Hinsicht Linderung und Verständnis schafft.

In letzten Schaubild sieht man, wie stark sich das Begutachtungsfeld der SAPV über die Jahre entwickelt hat. Im Jahre 2010 wurden 10500 Anträge gestellt, im Jahre 2011 schon knapp 18.000, im Jahr 2012 22.743 und im Jahr 2013 27.900. Über die Jahre hinweg war konstant in ca. 80 % der Fälle die medizinische Voraussetzung für die Leistungsgewährung uneingeschränkt erfüllt. Das in ca. 6 % erreichte Begutachtungsergebnis „andere Antwort" der GutachterInnen bedeutet in diesem Kontext, dass es noch andere Leistungen gibt, die für Palliativpatienten in Frage kommen und die in diesen Fällen den Krankenkassen empfohlen wurden. Diese anderen Leistungen können unter anderem Leistungen der häuslichen Krankenpflege sein. Aber auch im Rahmen der spezialisierten ambulanten Palliativversorgung gibt es unterschiedliche Leistungsinhalte und Leistungsumfänge wie zum Beispiel die additive Teilversorgung oder auch nur Beratungsleistungen. Es gibt so viel verschiedene Möglichkeiten der medizinischen Versorgung und Hilfe. Ich denke, wir sollten diese nutzen.

Vielen Dank für Ihre Aufmerksamkeit.

Michaela Hach

Wie bildet Pflegebegutachtung palliativen Bedarf nicht nur am Lebensende ab?

Fernsehkommissare brauchen immer ungefähr eine Stunde, um auch die kniffligsten Fälle zu lösen: Konzentriert und routiniert stellen sie immer die richtigen Fragen – und bekommen von den richtigen Personen und Experten die richtigen Antworten, aus denen sie wiederum die richtigen Schlüsse ziehen.

Dieses Vorbild soll uns heute gemeinsam in der Fragestellung „Sterbehilfe und Bedarfe beim Sterben – wie bildet Pflegebegutachtung palliativen Bedarf nicht nur am Lebensende ab?" anspornen, zu diesem im Moment öffentlich sehr heiß diskutierten Thema Schlüsse und Lösungsansätze gerade im Hinblick auf „Palliative Pflege" zu finden.

In der derzeitigen Versorgungswirklichkeit geht die Basis der Pflegenden von folgendem Rechtsverständnis aus: „Bei Verschlechterung des Krankheitsbildes oder einer Krisensituation eines Patienten zuhause oder eines Bewohners im Pflegeheim, ist die Pflege immer verpflichtet, umgehend den Hausarzt zu informieren bzw. muss zu Unzeiten, also etwa am Wochenende, immer den Notarzt holen."

Eine weitere Kernaussage der Pflegenden – gegenüber palliativ ausgerichteter Pflege – ist: „Die Unterlassung von ‚heilend und aktivierend ausgerichteter Pflege' ist strafbar".

Pflege sieht sich an „Therapieentscheidungen" nicht beteiligt, der Respekt gegenüber der Autonomie des Patienten oder Bewohners ist ein nicht akzeptierter bzw. vermeintlich nicht akzeptierter Entscheidungsspielraum der Pflege, er fällt vielmehr vermeintlich anderen Berufsgruppen zu.

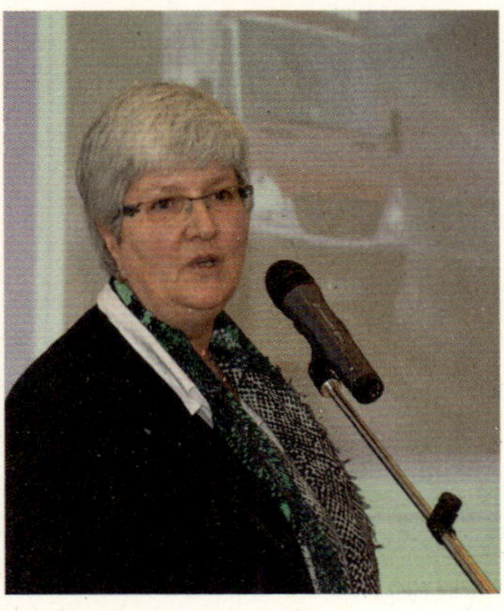

Entscheidungs- oder Handlungskompetenzen zu „Therapieentscheidungen" – insbesondere zu „Verzicht auf Maßnahmen", wie z. B. Ernährung und Flüssigkeitssubstitution oder Lagerung, werden Pflegenden nicht zugebilligt. Rahmen- und Strukturbedingungen sind handlungsleitend für Pflegende, dies betrifft insbesondere (vermeintliche) Vorgaben und Rahmenbedingungen z. B. von Trägern, behandelnden Ärzten, MDK, Heimaufsicht und vielen weiteren Berufsgruppen. Gerade hier ist Pflege dem Spannungsfeld unterschiedlicher

Sichtweisen und den verschiedenen – oft kontroversen – „Therapieentscheidungen" ausgesetzt, fühlt sich diesen ausgeliefert und oftmals unterlegen.

Ist unter solchen Bedingungen die Beachtung und der Respekt gegenüber der „Autonomie des Menschen" und der „Weisungsbefugnis und Delegation" sowie das patientenzentrierte miteinander Wirken unter einen Hut zu bringen?

Im Duktus „Palliativ" ist das Handeln in Deutschlands meist auf „end of life care", die letzte Lebensphase, beschränkt. Die überwiegenden Zielgruppen in der Pflege sind chronisch erkrankte Menschen – sind dies Menschen, die ausschließlich kurativ zu behandeln sind oder Menschen, deren letzte Lebensphase begonnen hat? Wann eigentlich ist genau der Moment, der den Patienten/den Pflegebedürftigen zu einem Palliativpatienten macht? Welche sachlichen Kriterien machen einen Bewohner oder Patienten denn genau zum Palliativpatienten? Ist denn eine scharfe Trennlinie zwischen kurativ und palliativ überhaupt zu ziehen?

Und: ist eine Änderung der Behandlungs- und Pflegestrategie nicht häufiger ein Prozess als eine Tat?

In vielen Definitionen ist von „limited prognosis" die Rede, jedoch wurde diese nie genauer von den verschiedenen Gesundheitsberufen definiert. Lediglich Gesetzgeber und Kostenträger haben sich in verschiedenen Regelungen auf bestimmte Zeitangaben festgelegt.

Pflege ist die Berufsgruppe, die den größten Kontakt zum (hilfs- und pflegebedürftigen) Patienten und seiner Familie pflegt und ist über den aktuellen Zustand und verschiedene Umstände, die die spezielle Situation des Patienten bedingen, oft besser informiert als andere Berufsgruppen. Übernimmt Pflege an dieser Stelle nicht unweigerlich die Aufgabe des „Gate keepers" oder „Care Coordinators"?

Gerade in der Palliativpflege muss Pflege das umsetzen, was in den verschiedenen Pflegemodellen vielfach beschrieben ist: die ganzheitliche Sicht auf den Patienten, die seine Familie bzw. seine Umgebung immer integriert. Im Weiteren kann man von einer starken Patientenzentrierung sprechen, da zum einen die Bedeutung der verschiedenen Symptome für den Patienten stark subjektiv geprägt ist und von außen nicht ohne weiteres wahrgenommen werden kann – und zum anderen kann nur der Patient Lebensqualität, deren Erhalt das oberste Ziel der Pflege ist, für sich definieren. Pflegende fühlen sich aufgrund der gegebenen Rahmenbedingungen oft

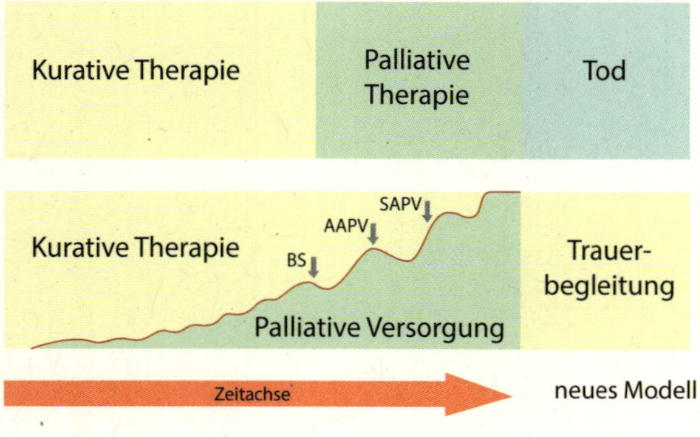

in die Lage versetzt, Betroffene nur „funktionell" pflegen zu können – mit Mühe können oft kaum die Bedarfe der Betroffenen abgedeckt werden, von Bedürfnissen aufgrund enger und knapper zeitlicher Vorgaben kaum zu schweigen.

Symptombilder und Pflegebedarfe in der Palliativpflege verändern sich in rasch aufeinanderfolgenden Zeitabständen. Progrediente Krankheitsverläufe verhindern oft den Erhalt einer stabilen Lebenssituation, das Anknüpfen an bekannte Fähigkeiten ist kaum möglich. Die Situationseinschätzung und notwendige Anpassung im Bereich der Begutachtung von Problemen, Ressourcen und Pflegeplanung sind bei Palliativpatienten häufig schnell wechselnd und zeitweise einer im Tagesverlauf unterschiedlichen Systematik unterworfen.

Festgesetzte Ziele sowie die Pflegeplanung müssen ständig überprüft und angepasst werden. Somit erhält der Pflegeprozess in der Palliativversorgung eine ganz eigene, dem Krankheitsverlauf stetig anzupassende Dynamik.

Pflegende sehen sich hier einer hohen Verantwortung ausgesetzt! Der institutionelle „Absicherungswahn" steht auch hier in einem Spannungsfeld zu zeitlichen Möglichkeiten, fehlenden Absprachen, Verlässlichkeiten und Erreichbarkeiten.

Es bestehen viele Unklarheiten und Fragestellungen. Sie haben hoffentlich nicht daran gedacht, dass Sie hier den vorliegenden Fall bis ins Letzte gelöst oder geklärt bekommen. Den Erfolgsfaktor für eine gute und angemessene Palliativpflege und Palliativversorgung sowie angemessene Rahmen- und Strukturbedingungen müssen wir schon jeder für uns selbst und gemeinsam herausfinden. Am besten, Sie sind live dabei.

Also: Wie ist der doch sehr knifflige Fall zu lösen?

Welche Schlüsse und Lösungsansätze gerade im Hinblick auf „Palliativpflege" können Sie als Experten und wir gemeinsam dazu finden?

Können wir dadurch soziale Kompetenz und gesellschaftliche Akzeptanz lindernder Medizin und Pflege statt bedingungsloser Intensivmedizin und -pflege stärken und wieder „gesellschaftsfähig" machen?

Erübrigt sich dadurch intensive Diskussion um Sterbebegleitung?

Ist das Mitwirken der Pflege an Therapieentscheidungen nicht ein unabdingbarer und notwendiger Bestandteil in der Wahrung und Bekräftigung in der Autonomie des Patienten?

Kann das Aufzeigen von Chancen der offenen Beteiligung an Hilfe- und Behandlungsplänen sowie der Unterstützung bei Therapieentscheidungen, zu einer notwendigen Stärkung des Selbstbildes „Pflege" beitragen?

Lassen Sie uns gemeinsam die richtigen Antworten finden und daraus die richtigen Schlüsse für eine würdige und bedarfsadaptierte Behandlung, Versorgung und Unterstützung von schwerkranken und sterbenden Menschen ziehen.

Dr. med. Sabine Schraut

Besonderheiten der Palliativversorgung von Kindern und Jugendlichen

Ich vertrete als Kinderversorgerin sozusagen immer nur den Anhang. In Richtlinien und Gesetzen heißt es gerne: „Den besonderen Belangen von Kindern ist Rechnung zu tragen“, ohne dass dieses näher ausgeführt wird. Ich freue mich umso mehr, dass ich hier über die besonderen Belange von Kindern sprechen darf.

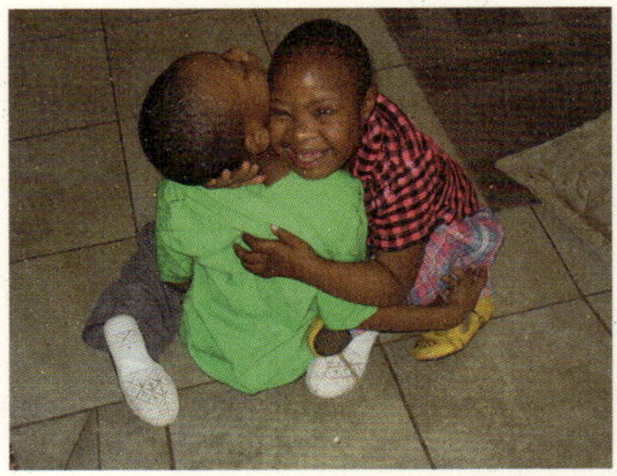

Ich habe relativ viele Bilder von Kindern mitgebracht. Ich glaube, das kann man sich jetzt gerade vor dem Mittagessen noch ganz gut anschauen, und ich möchte dazu etwas erzählen.

Die beiden Kinder auf der ersten Folie sind eigentlich keine palliativen Kinder, sie leben aber in einem Kinderhospiz in Südafrika, das ich besucht habe. Es ist gleichzeitig ein Wohnheim für behinderte Kinder.

Was ist eigentlich das Besondere an unheilbar kranken Kindern, was unterscheidet Kinder in palliativer Situation von der Situation Erwachsener?

1. Die geringe Zahl

Palliativversorgung von Kindern ist etwas Seltenes im Gegensatz zu Erwachsenen. Zum Glück sterben rund 30mal weniger Kinder als Erwachsene. Es gibt Krankheitsbilder, die nur bei Kindern und Jugendlichen vorkommen und für Erwachsenenmediziner oder -pfleger völlig unbekannt sind.

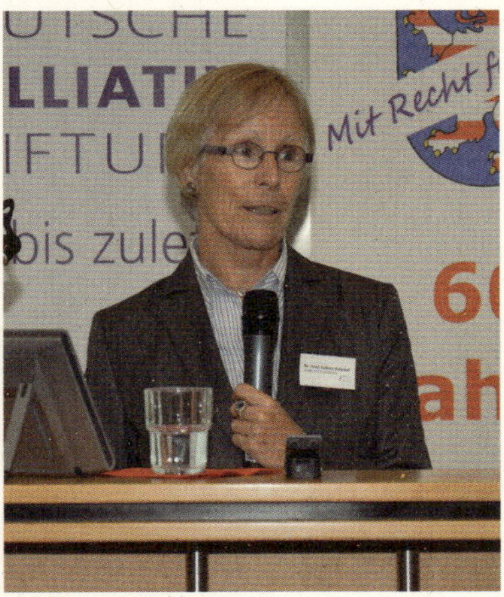

2. Entwicklung

Das Wesen von Kindern ist, dass sie sich entwickeln, von Unreife in allen menschlichen Fähigkeiten bei der Geburt bis hin zum Erwachsensein. Die Unreife ist oft ein Problem in der Behandlung der Kinder, weil die vegetativen Funktionen noch instabil und empfindlich sind, eine medikamentöse Therapie ist oft schwierig. Aber die Entwicklung ist auch eine Ressource, sie ermöglicht Verbesserungen aus ganz schlechten Zuständen heraus, die bei Erwachsenen kaum denkbar wären.

3. Kinder sind nie alleine krank

– sie befinden sich immer in einem Familiensystem, d. h. die Palliativversorgung von Kindern muss immer dieses Familiensystem mitberücksichtigen.

Man denkt eigentlich immer, es sterben hauptsächlich Kinder, die Krebserkrankungen haben – das ist zum Glück nicht so. Es gibt keine zuverlässigen Erhebungen über die Anzahl von Kindern in palliativer Situation. Aber aus den Sterbetafeln und aus Statistiken aus unterschiedlichen Jahren und Regionen kann man entnehmen, dass ca 10 bis 20 % der Kinder an Krebserkrankungen versterben, alle anderen Kinder versterben an angeborenen Fehlbildungen und Stoffwechselstörungen, perinatalen Schädigungen oder Unfällen. D.h. die meisten Kinder, die Palliativversorgung benötigen, sind geistig und körperlich behindert. Das ist in der Palliativversorgung sehr wichtig, weil Kinder mit Behinderungen, mit Entwicklungsstörungen ganz anders betreut werden müssen als Kinder mit Krebserkrankungen.

Wir haben Zahlen aus Hessen aus dem Jahr 2007, das ist jetzt auch schon eine Weile her. Wenn man sich diese Zahlen anschaut, dann sieht man , dass es erstens insgesamt wenige Kinder sind, die versterben, und zweitens wirft es ein Licht auf die geringe Häufigkeit der Notwendigkeit von Palliativversorgung für Kinder, Jugendliche und junge Erwachsene.a

Als Beispiel für die Besonderheiten der Palliativversorgung bei Kindern habe ich die Geschichte einer kleinen Patientin mitgebracht, die ich Ihnen gerne vorstellen möchte, weil bei ihr eigentlich alle genannten Probleme deutlich werden.

Das ist die kleine Elena, die hier mit ihrem Vater zu sehen ist.

Sie hat eine Trisomie 18. Das ist ein sehr seltenes Krankheitsbild – je nach Literaturstelle ca. 1 Fall auf 15.000 Lebendgeborene. D. h., dass viele Kinderärzte ein solches Kind noch nie gesehen haben. Diese Kinder müssen in einer Spezialambulanz betreut werden. Viele Kinder, die dieses Krankheitsbild haben, versterben ganz früh nach der Geburt oder schon vor der Geburt. Diejenigen, die überleben, brauchen Palliativversorgung von der Geburt, vom Anfang an.

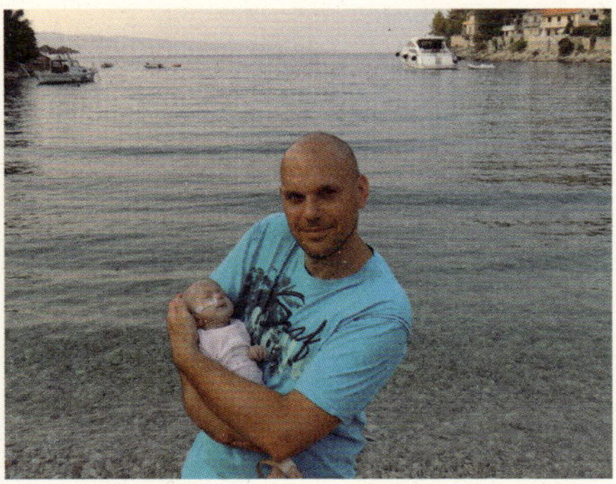

Elena wurde geboren, nachdem schon vorher klar war, welche Erkrankung sie hat. Sie wurde von der Geburtsklinik und von den anfänglich betreuenden Kinderärzten nach Hause entlassen, weil man sie für nicht behandelbar hielt. Der Kontakt zum Kinderpalliativteam wurde noch in der Klinik hergestellt. Sie hatte außer dieser Trisomie 18 noch einen offenen Rücken, was eigentlich normalerweise sofort nach der Geburt operiert wird. Elena wurde zunächst nicht operiert, weil man der Ansicht war, dass es schonender für sie und ihre Eltern sei, wenn sie palliativ versorgt wird und sie die wenigen Tage, die sie leben würde, zu Hause verbringen könnte. In dieser ersten Woche zu Hause verstarb sie nicht, sondern stabilisierte sich eher, sodass der offene Rücken sich als Hauptproblem darstellte.

Es wurde ein Operateur gefunden, der diesen offenen Rücken operierte, und Elena konnte nach der Operation, die mit vielen Komplikationen verbunden war, entlassen werden, allerdings zunächst nicht nach Hause, sondern ins Kinderhospiz, da bei ihrem instabilen Zustand eine Pflege zu Hause nicht vorstellbar war. Die Atmung und das Herzkreislaufsystem waren instabil, was wir bei schwer kranken Säuglingen häufig sehen, und zwar je jünger und unreifer umso häufiger.

Die Eltern hatten bei ihrer Ankunft im Kinderhospiz drei Wünsche für Elena:
einmal baden, wenn die OP-Wunde verheilt ist,
einmal nach Hause und
einmal in den Urlaub fahren.

Wir haben im Hospiz alle diese Dinge geplant. Baden war keine Kunst, als die Operationswunde verheilt war, aber nach Hause zu gehen war schon etwas schwieriger. Wir haben Wochenendaufenthalte zu Hause mit den Eltern geplant, bei denen sie immer mehr Sicherheit im Umgang mit ihrem Kind bekamen. Und dann wollten sie in den Urlaub fahren, nämlich nach Kroatien, wo die Herkunftsfamilie lebt. Das war das Bild, das wir eben gesehen haben, als sie auf dem Arm ihres Papas in Kroatien im Urlaub ist.

Die Vorbereitung der Reise war hochkompliziert. Wir hatten vorher ausführliche Besprechungen: Was könnte passieren? Was ist dann zu tun? Welche Medikamente könnten benötigt werden? Wir hatten eine Telefonhotline, die Eltern hatten meine Handynummer.

Elena hat die Reise überlebt, und die Familie hatte eine schöne Zeit in Kroatien. Trotzdem kam Elena in einem ganz schlechten Zustand und erneut schwerst krank zurück. Sie musste erneut in die Klinik, erneut operiert werden und kam nach dieser erneuten Operation wieder ins Hospiz mit der Fragestellung: Wird sie jetzt bald sterben oder können wir sie irgendwie stabilisieren?

Elena ist heute 15 Monate alt. Sie ist zuhause. Sie hat im Moment keinen Hospiz- und Palliativbedarf. Trotzdem hat sie das, was die Voraussetzung für Palliativversorgung ist, nämlich eine lebensverkürzende Erkrankung. Sie wird mit dieser Erkrankung sehr wahrscheinlich nicht erwachsen werden können. Trotzdem war der Verlauf wirklich sehr viel anders, als man ahnen konnte. Das ist das klassische Beispiel für Palliativversorgung von Kindern. Die Verläufe sind lang. Die Verläufe sind unvorhersehbar. Es gibt Zeiten, in denen ganz aufwändige Palliativversorgung nötig ist. Und es gibt Zeiten, in denen aus palliativer Sicht einfach gar nichts

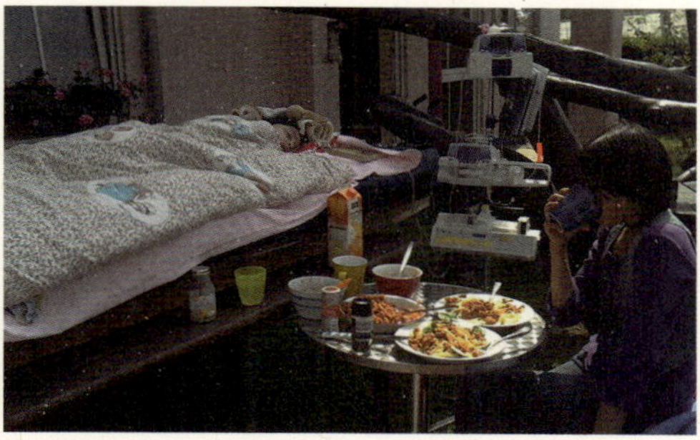

nötig ist. Deswegen habe ich Ihnen Elena vorgestellt.

Nun noch zu der anderen Besonderheit, die ich zu Beginn erwähnt habe: Kinder leben immer in einem familiären Kontext, auch wenn dieser manchmal noch so rudimentär oder kompliziert ist. Hier sehen Sie ein Bild von Lara in ihren letzten Lebenstagen im Kinderhospiz. Ihre Schwester musste auch mit im Hospiz leben, weil sie ja nicht alleine zuhause bleiben konnte. Wie lebt man einen solchen Alltag mit einem schwerstkranken Kind? Wieviel Alltag kann es da überhaupt noch geben? Was bedeutet das für Geschwisterkinder?

So wie auf diesem Bild könnte es z. B. im Hospiz aussehen. Was ist mit diesen Geschwistern, den sogenannten „Schattenkindern", wenn ein Familienleben zu Hause nicht mehr möglich ist? Das sind Dinge, die wir z.B. im Workshop besprechen können.

Für die Frage, was für eine gute Palliativversorgung von Kindern und Jugendlichen gebraucht wird, möchte ich auf die sog. IMPaCCT-Kriterien eingehen. IMPaCCT = International Meeting Palliative Care for Children with life-threatening or terminal conditions in Trento 2006 (veröffentlicht 2008). In diesem Meeting wurden die WHO-Kriterien adaptiert, die in der ACT-Charta niedergelegt sind (ACT = *Association for children with life-threatening or terminal conditions and their families*).

IMPaCCT
Arbeitsgruppe der EAPC 2007

International **M**eeting **P**alliative **C**are for **c**hildren with life-threatening or terminal conditions in **T**rento 2006
(veröffentlicht 2008)

Adaptiert die WHO-Kriterien, die in der ACT-Charta niedergelegt sind
(Association for children with life-threatening or terminal conditions and their families)

Definitionen

Versorgungsstandards
- organisatorisch
- fachlich

Ethische und gesetzliche Aspekte von Kinderrechten in der Palliativversorgung

Es wurden Definitionen von Krankheitsgruppen und von notwendigen Tätigkeiten festgelegt. Ebenso die Grundlagen für gesetzliche Regelungen. Ich lese einmal kurz vor. Es wird definiert:

„Pädiatrische Palliativversorgung ist eine aktive und umfassende Versorgung, die physische, psychische, soziale und spirituelle Bausteine miteinander verbindet. Der Schwerpunkt liegt auf der höchstmöglichen Lebensqualität für das Kind und auf der umfassenden Unterstützung für die Familie." Und zur Versorgung gehört „die Therapie belastender Symptome, das Vorhalten von Entlastungsangeboten und medizinisch-pflegerischer und psychosozialer Betreuung bis zum Tod und darüber hinaus und während der nachfolgenden Trauerphase."

Das ist ein sehr weitgehender Anspruch, dem mit den aktuellen Möglichkeiten nicht Rechnung getragen wird. Trotzdem gibt es Fortschritte, wie ich auch finde, aber selbst, wenn neue Empfehlungen vorhanden sind, so ist noch unglaublich viel zu tun.

Man hat Erkrankungsgruppen festgelegt, die einen Anspruch auf Palliativversorgung begründen, woraus die Unterschiede zur Palliativversorgung bei Erwachsenen deutlich werden. Es wird Wert darauf gelegt, dass es häufig Erkrankungen mit wechselhaften Verläufen gibt, und dass es deshalb über Jahre unbedingt die Möglichkeit einer intermittierenden Palliativversorgung geben muss.

Definierte Erkrankungsgruppen

1. Lebensbedrohliche Erkrankungen, für die eine kurative Therapie prinzipiell verfügbar ist
- onkologische Erkrankungen
- transplantationspflichtiges progredientes Organversagen

2. Erkrankungen, bei denen ein früher Tod unvermeidlich ist
- cystische Fibrose (nicht mehr regelhaft)
- einzelne (seltene) genetisch bedingte Fehlbildungssyndrome

3. Progrediente Erkrankungen ohne die Möglichkeit einer kurativen Therapie
- Muskeldystrophie Duchenne
- die meisten neurometabolischen Erkrankungen

4. Irreversible, aber nicht progrediente Erkrankungen mit typischen Komplikationen, die einen progredienten Verlauf bedingen
- schwerste Zerebralparese
- einzelne (seltene) genetisch bedingte Fehlbildungssyndrome

Welche Strukturen haben wir in der Pädiatrie? Eigentlich so ähnlich wie bei den Erwachsenen:

· die allgemeine ambulante Palliativversorgung durch Hausärzte, Kinderärzte, Pflegedienste;

· die SAPV für Kinder, Jugendliche und junge Erwachsene;

· die ambulanten Hospizdienste und die stationären Hospize;

· allerdings wenig institutionalisierte Palliativversorgung in den Kliniken.

Echte Palliativstationen für Kinder gibt es genau eine in Deutschland und eine weitere im Aufbau, außerdem gibt es in einzelnen Kinderkliniken einzelne Betten, die als Palliativbetten ausgewiesen sind. Ob man viel mehr braucht, ist auch sehr fraglich wegen der geringen Zahl möglicher Patienten.

Wie gehen wir damit um? Wie betreuen wir die wenigen betroffenen Kinder gut und ausreichend? Das sind offene Fragen, die bisher nicht beantwortet sind.

Was macht ein stationäres Kinderhospiz?

Die Kinder können dort mit ihren Familien leben bis zum Sterben. Sie können alleine dort eine Zeit verbringen zur Entlastung der Familie. Es gibt individuelle Angebote für Eltern und Geschwisterkinder. Wichtig ist die Begleitung bis zum Tod und über den Tod hinaus.

Dasselbe gilt für den ambulanten Kinderhospizdienst, der die Familien zuhause, im Alltag und auch während Kliniksaufenthalten begleiten und unterstützen kann. Die hospizliche Begleitung ist möglich von der Diagnose einer lebensverkürzenden Erkrankung an, unabhängig davon, wie gut oder schlecht es dem Kind zu diesem Zeitpunkt geht.

Zur Diskussion auch im Workshop habe ich einige Probleme aufgelistet, mit denen wir im Moment noch zu kämpfen haben:

Fehlende Erfahrung bei den meisten Akteuren auf Grund der geringen Häufigkeit
   der betreffenden Erkrankungen (Spezialambulanzen)
   von Palliativversorgung insgesamt;
unzureichende Finanzierung:
   Zeitaufwändige Koordination wird nicht honoriert;
Fehlen von adäquaten Strukturen:
   Notdienstregelungen ungeeignet;
   Sozialpädiatrische Zentren arbeiten nicht aufsuchend.

Aufgrund der geringen Zahl vergleichbarer Patienten gibt es einfach zu wenig Erfahrung bei den allgemeinversorgenden medizinischen Akteuren. Ein normaler Kinderarzt sieht maximal ein palliatives Kind im Jahr, er kann keine Erfahrung damit haben. Das ist anders bei Hausärzten für Erwachsene. Hausärzte sind häufig mit schwer kranken und sterbenden Patienten konfrontiert und können damit auch gewisse Erfahrungen in der Schmerztherapie haben – nicht einmal das gilt für den Kinderarzt. Die Spezialeinrichtungen, die Kinder mit ihren besonderen Krankheiten betreuen, sind in der Regel weit weg, viele und weite Wege sind für die Eltern zu bewältigen. Die aufwändige Koordination wird finanziell nicht abgebildet, und es gibt dementsprechend aufgrund der viel geringeren Häufigkeiten keine wirklich adäquaten Strukturen.

Ja, das sind eigentlich die Probleme, von denen ich finde, wir sollten sie diskutieren und vielleicht weiterkommen in unseren Anregungen und Ideen. Ich danke Ihnen.

Plenum I

Dr. Hubert Schindler, vdek: Herr Hambüchen, Sie haben in Ihrem Vortrag beim Leistungsanspruch im Hospiz die SAPV aufgelistet. Die SAPV ist im stationären Hospiz allerdings begrenzt auf die ärztliche Leistung. Das mag ja bei den Erwachsenen ausreichen. Ich habe allerdings bislang noch keine Rückmeldung aus irgendeinem Hospiz gehört, aus einem stationären, ob es so funktioniert.

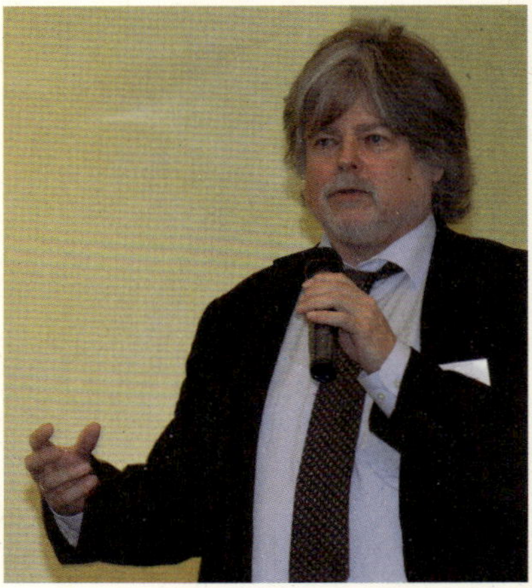

Wenn ich mir jetzt anhöre und anschaue, wie es bei der Kinderversorgung ist, dann weiß ich nicht, ob diese Begrenzung dort so ausreichend ist. Das heißt: Muss man bei den Kinderhospizen möglicherweise auch zu einer anderen Versorgungsform kommen, dass dort eventuell dann auch spezielle Pflegekräfte unterstützend hinzukommen können, also ein SAPV-Team für Kinder und Jugendliche? Denn die Konsequenz wäre eigentlich für die stationären Hospize wie aber auch für die SAPV, beide Bereiche im SGB V zu trennen: Für Erwachsene einerseits und für Kinder und Jugendliche sowie junge Erwachsene andererseits. Ich bin da mit der pädiatrischen Begrifflichkeit nicht so zufrieden, weil es im Grunde fast die Jugendlichen und jungen Erwachsenen ausschließt.

Hambüchen: Ja, wenn das tatsächlich so ist, was ich nicht überblicke, weil ich hier der Laie in diesem Forum bin, dass es für die Kinder einen geringeren Anspruch gibt als für die Erwachsenen, dann würde ich Ihnen vollkommen Recht geben, dass man das in der Tat auch gesetzlich erweitern müsste.

Panke: Den besonderen Belangen von Kindern ist Rechnung zu tragen – so steht es auch in der Richtlinie des Gemeinsamen Bundesausschusses zur SAPV geschrieben und dies ist zusätzlich im Gesetzbuch im § 37 b Abs. 1 Satz 6 SGB V verankert. Wie Sie wissen, haben wir ja die „Empfehlungen zur Ausgestaltung der Versorgungskonzeption der Spezialisierten ambulanten Palliativversorgung (SAPV) von Kindern und Jugendlichen" nicht nur für Kinder sondern auch für Jugendliche und junge Erwachsene verfasst. Es ist auf keinen Fall vorgesehen, dass es weniger Leistungen für Kinder und Jugendliche als für Erwachsene geben soll. Die Leistungen für diese Gruppe von palliativ Erkrankten, d.h. mit einer lebenslimitierenden Erkrankung und gleichzeitig einhergehendem komplexen Symptomgeschehen, wurden sogar weiter gefasst als bei Erwachsenen. Das bedeutet im Klartext, dass die SAPV-Leistungen nicht nur für die letzten Tage, Wochen und Monate gelten, sondern eben häufiger auch intermittierend, d.h. im Intervall, und auch dann, wenn die Lebenszeit noch über einen längeren Zeitraum hinaus geht als vermutet und gegebenenfalls auch Jahre beträgt. Die Arbeit in den Kinderhospizen sollte allerdings weiter ausgebaut werden. Doch auch in dieser Hinsicht sind wir auf einem guten Weg.

Schraut: Noch mal zu dieser Definition „Kinder, Jugendliche und junge Erwachsene“: Normalerweise ist man in der Pädiatrie mit dem 18. Geburtstag erwachsen. Aber wenn es sich um kognitiv eingeschränkte Schwerkranke oder Behinderte handelt, dann wird man auf dem Papier erst mit 21 erwachsen. Das nochmals klarstellend zu diesen Definitionen. Ich glaube, soweit ich es überblicke, auch nicht, dass es hier auf dem Papier eine „Schlechterstellung“ ist, sondern auch im Kinderhospiz hat man Anspruch auf den ärztlichen Anteil der SAPV, das ist eigentlich genauso wie bei den Erwachsenen auch.

Das Problem im Kinder- oder Jugendbereich ist einfach, dass die allgemeine Palliativversorgung nicht richtig greift. Ärztliche Hospizversorgung ist ja im allgemeinen Palliativbereich angesiedelt oder gar nicht. Das sind eigentlich die Hausärzte. Und im Kinderbereich funktioniert es einfach nicht richtig, weil die Erkrankungen, die man dort zu betreuen hat, vom normalen Haus-Kinderarzt in der Regel nicht betreut werden können! Dieses Problem der seltenen Erkrankungen ist noch nicht genügend bedacht und berücksichtigt – ich hatte schon das Problem der geringen Fallzahlen angesprochen.

Sitte: Wir hatten im April das „Forum Kinderhospiz“ in Fulda und da ist einiges zur Sprache gekommen, was eigentlich Kinderhospizarbeit ausmacht im stationären Bereich. Das scheint mir noch divergierender als im Erwachsenenhospizbereich zu sein. Im Erwachsenenhospizbereich ist es ja so im Augenblick, dass in der Regel in der Nähe eines stationären Erwachsenenhospizes auch ein SAPV-Team in irgendeiner Form existiert. Das ist ja schon einmal so regional halbwegs gut zuzuordnen. Eigentlich müssten die ärztlichen Leistungen im stationären Hospiz die Hausärzte erbringen. Die SAPV-Anteile, also nur den ärztlichen Anteil aus der spezialisierten ambulanten Palliativversorgung, kann auch ein SAPV-Team erbringen, wenn der Bedarf festgestellt wurde nach der Definition, den pflegerischen kann man als SAPV-Team aber nicht abrechenbar erbringen.

Wenn ich im stationären Kinderhospiz im medizinischen Bereich spezielle Probleme habe, ist gar nicht gesagt, dass ich wirklich ein SAPV-Team für Kinder, Jugendliche und junge Erwachsene in erreichbarer Nähe habe und auch nicht, wie

Dr. Schraut sagte, einen Kinderarzt, der sich palliativ ausreichend auskennt. Auch das ist wirklich etwas, was man einmal richtig thematisieren müsste.

Wir werden dazu im nächsten Jahr im Rahmen des Kinderschmerzkongresses einen Workshop machen: „Die Funktion des Arztes, des Palliativmediziners, des Kinderarztes und am besten des pädiatrisch geschulten Palliativmediziners und/ oder des palliativgeschulten Kinderarztes im stationären Kinderhospiz", als exklusive Veranstaltung nur für Ärzte.

Ich frage gleich noch einmal genauer. Also wir haben in Fulda – manche kennen ja die Fuldaer Verhältnisse – ein etabliertes SAPV-Team. Und wir haben etwa zeitgleich ein stationäres Hospiz gut etabliert für die pflegerische Versorgung. Die hausärztliche Betreuung gibt es teilweise im stationären Hospiz, und dort gibt es auch eine SAPV-Versorgung. Es ist im Laufe der letzten Jahre nicht immer so gewesen, dass das Hospiz immer gleich ausgestattet war im Personalbereich. Es gab Zeiten, da arbeiteten dort palliativ eher unerfahrene Pflegekräfte. Es gab dort keine palliativ weitergebildete Mitarbeiter, das war ein Riesenproblem. Aber kannst Du sagen, wo jetzt vielleicht auch Hilfemöglichkeiten sind im speziellen palliativpflegerischen Bereich in einem Hospiz, worauf es eigentlich gar keinen Anspruch gibt?

Annette Gaul-Leitschuh, PalliativNetz Osthessen: Ich sehe verschiedene Schnittstellen; die relevanteste ist, dass wir unsere Patienten, die wir zu Hause versorgt haben bis zu dem Zeitpunkt, ab dem es eben nicht mehr gut zu Hause geht, dann ins Hospiz überleiten oder übermitteln. Dann führen wir, was persönliche Kontakte anbelangt, vielleicht noch eine psychosoziale Begleitung durch. Wir haben das Büro direkt neben dem Hospiz, sodass es auch an der räumlichen Nähe liegt. Wir sind den Familien und den Patienten ja erst einmal viel bekannter als die Kollegen im Hospiz. Und von daher gibt es da mitunter noch etwas Begleitungsarbeit.

Und die weitere Schnittstelle ist die, dass wir in einem gewissen Austausch sind, was pflegerische Expertise und Kompetenz anbelangt, gelegentlich auch Schulungen im Hospiz durchführen. Mittlerweile sind die Kollegen im Hospiz aber auch sehr gut geschult. Sie besitzen überwiegend – würde ich einmal sagen – ein Palliative-Care-Weiterbildung. Aber trotzdem ist ein Interesse da, und es ist auch jetzt aktuell. Es sind wieder zwei Fortbildungstage an-

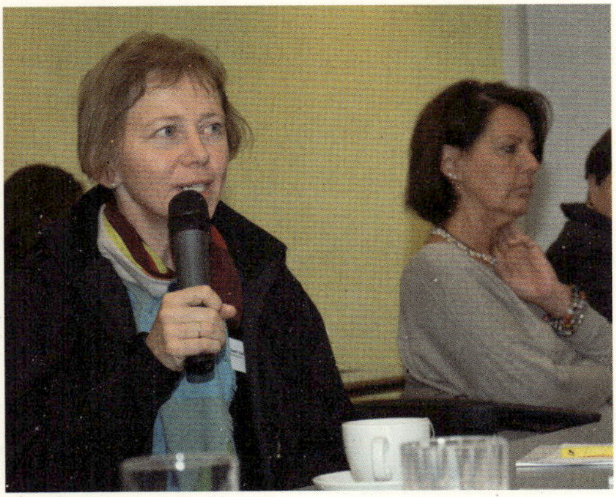

beraumt, wo es um Ausstreichungen, Massagen, ätherische Öle, Anwendung von komplementär-pflegerischen Maßnahmen geht.

Schindler: Wenn die Möglichkeit besteht, dass ein Palliative-Care-Team für Kinder, Jugendliche und junge Erwachsene da ist und auch ein Kinderhospiz am selben Ort, dann ist es doch meines Erachtens für das Kind wichtig, dass auch die Pflegekräfte, die im Team sind und es zu Hause praktisch versorgen, dann aber auch als Kontaktperson mit in das Hospiz kommen; nicht um denen im Hospiz zu sagen, wie sie es machen sollen, sondern wegen des Humanitätsanspruchs, den wir im § 12 SGB V haben. Und das ist ja etwas, das ich von der Krankenversicherung her selbst nicht als Postulat in die Welt bringen kann, denn so etwas erfahren wir in Berlin nicht. Wir erfahren es nur dann, wenn wir zufällig hier einmal eingeladen sind und es so hören können. Und deswegen meine ich, dass wir darauf achten sollten, dass dieser Bedarf, der das Spezifische für Kinder ausmacht, hinterher gut im Berichtstext nachlesbar ist, damit man dann sagen kann: Hier in dieser Veranstaltung ist es erstmals praktisch beschrieben worden.

Ich bin fest davon überzeugt, dass wir mit den Kindern nicht weiterkommen, wenn wir nicht im SGB V eine klare Abgrenzung haben, einerseits stationäre Hospize für Erwachsene und andererseits stationäre Hospize für Kinder, Jugendliche und junge Erwachsene; und das gilt entsprechend für die SAPV ebenfalls. Denn das, was aus unseren Empfehlungen, die wir in Berlin mit Mühe über zwei Jahre erarbeitet haben, dann auf der Landesebene teilweise an umgekehrter Argumentation gemacht wird, das ist dann schon traurig. Und das ist das, was ich nicht lesen möchte.

Schraut: Ich glaube, dass es tatsächlich im Bereich SAPV noch deutlich schwieriger ist als im Bereich stationäres Hospiz. Die SAPV ist ja das Problem, weil man auf Grund der geringen Zahlen einfach keine flächendeckende Kinder-SAPV erreichen kann, die auch noch finanzierbar ist, andererseits aber spezifische Fachkompetenz für diese Tätigkeit erforderlich ist. Für Hessen gilt ja, dass man sagt: nur drei Teams müssen für ganz Hessen ausreichen.

Wenn man sich das vorstellt, dann ist schon ganz klar, dass die Pflegenden aus dem SAPV-Team natürlich keine Vollversorgung im Sinne eines Pflegedienstes für diese Familien durchführen können. Es soll auch gar nicht so sein; es ist in der Regel ein Pflegedienst da, der palliativ mehr oder weniger qualifiziert ist – so muss man es sagen – der vom SAPV-Team unterstützt werden kann. D.h. diese persönliche Beziehung – was ganz, ganz wichtig ist bei der Überleitung – wäre zumindest auf pflegerischer Ebene nicht machbar durch das SAPV-Team. Das ist wirklich ein strukturelles Problem, das schwer zu lösen ist, aber gelöst werden muss.

Und die zweite Frage ist, was Thomas Sitte gerade schon gesagt hat: Der Arzt im

Kinderhospiz spielt eine andere Rolle als der Arzt im Erwachsenenhospiz. Und diese Rolle ist überhaupt nicht definiert und auch nicht vorgesehen. Da ist es meiner Meinung nach eben nicht möglich, die Richtlinien für Erwachsene anzuwenden. Das sage ich jetzt, nachdem ich seit sechs Jahren das Kinderhospiz Bärenherz in Wiesbaden betreue und versuche, die Strukturen für eine ärztliche Versorgung aufzubauen, die nicht finanziert ist und wird, weil es keine gesetzliche Grundlage dafür gibt.

Sitte: Ich bin ja neu im Kinderhospizbereich. Ich lerne wirklich viel dort. Aber ich darf noch einmal nachbohren. Hier ein wirklich lebensnahes Beispiel: Wir nehmen heute gerade in Hamburg ein Kleinkind auf, ein eher untypisches Kind fürs Kinderhospiz – mit einem Tumor im Endstadium. Zuhause ging es nicht mehr weiter, es wird in das Hospiz aufgenommen in Hamburg/Stadt. Es sind durchaus weite Wege. Hamburg ist auch eine große Stadt, da fährt man bis zu zwei Stunden von einem Patienten zum nächsten. Das SAPV-Team ist dort sehr gut etabliert, leitet den kleinen Patienten ins stationäre Hospiz über. Die ambulant tätigen Ärzte versorgen dort auch weiter. Diese Schnittstelle klappt meist. Die Pflege ist aber außen vor. Und der Gedanke ist natürlich sehr gut, und das sollte man auch so dokumentieren. Gerade wenn es möglich ist, dass man diese Möglichkeit nutzt.

Panke: Ganz wichtig in diesem Zusammenhang ist aus meiner Sicht die Fort- und Weiterbildung der Ärzte, aber auch der Pflegekräfte. Hier liegt nämlich ein großes Problem. Wir haben ja schon vorhin von Frau Kollegin Schraut gehört, dass sich selbst Ärzte nicht mit gewissen angeborenen Krankheiten auskennen, die sehr selten sind. Wenn man also bedenkt, dass es wirklich Erkrankungen gibt, die so selten auftreten, dass die meisten Ärzte diese noch nie gesehen haben und einige wenige vielleicht genau einen Fall vorliegen hatten, dann ist das natürlich auch ein Grund, warum man dann sagen kann: Die Qualität der Versorgung und überhaupt das Verständnis für die Erkrankung ist gar nicht da.
Das liegt vor allem an der Aus-, Fort- und Weiterbildung. Hier müssen wir meiner Meinung nach noch mehr tun. Das sieht auch die „Charta zur Betreuung von schwerstkranken und sterbenden Menschen“ vor, diese hatte ich ja eingangs schon erwähnt. Die Charta hat eine separate Arbeitsgruppe, in der wir uns genau mit diesen Curricula und Konzepten befassen, die dann später für die alltägliche Praxis auch im SAPV-Bereich und im Hospizbereich ausschlaggebend sein könnten. In der Ausformulierung des Teilzieles für die Aus-, Fort- und Weiterbildung heißt es u.a.: „Jeder schwerstkranke und sterbende Mensch hat ein Recht auf eine angemessene, qualifizierte und bei Bedarf multiprofessionelle Behandlung und

Begleitung. Um diesem gerecht zu werden, müssen die in der Palliativversorgung Tätigen die Möglichkeit haben, sich weiter zu qualifizieren – auch die Ehrenamtlichen, um so über das erforderliche Fachwissen, notwendige Fähigkeiten und Fertigkeiten sowie eine reflektierte Haltung zu verfügen."

Sitte: Frau Panke, ich fand Ihre Aussage spannend, gerade von Ihrer Position, dass es ganz verschiedene Auslegungen in den Bundesländern der gleichen Rechtsverordnung, Vorschriften, Richtlinien gibt. Im einen Bundesland ist es eher so, im anderen Bundesland ist es ganz anders. Jetzt haben wir hier einen Sozialrichter aus der Region, also nicht aus einem Bundesland, sondern wirklich von der Region hier, aus der Praxis. Und hier haben wir jemanden sitzen, der war auf Bundesebene einmal als oberster Richter tätig.

Welche Möglichkeiten gibt es denn eigentlich des Ausgleichs und der Anpassung, sei es „wie man die Vorschriften macht", sei es „wie man die Vorschriften auslegt" oder wie wir sie in der Praxis auslegen. Denn ich glaube persönlich, es ist ja schwierig, wenn man dieselbe Leistung mit derselben Struktur bei gleichen/ähnlichen Patienten in Flensburg völlig anders bezahlt als im Schwarzwald oder in der Rhön. Denn wir müssen ja nicht nur so gerade davon leben können. Wir müssen die Versorgung ja nachhaltig aufbauen.

Hambüchen: Es ist natürlich immer die Frage, wie man unbestimmte Rechtsbegriffe in den Griff bekommt. Die Möglichkeiten dazu sind begrenzt. Sie merken das schon beim Bundessozialgericht zwischen dem 1. und 3. Senat. Es gibt im Leistungsrecht einen Bereich, da muss man den Begriff „zeitnah" auslegen: Der MDK muss „zeitnah" eine Krankenhausrechnung prüfen. Der 3. Senat geht davon aus, dass sechs Monate zeitnah sind, in der neuen Prüfverfahrensvereinbarung sind es jetzt 9 Monate. Der 1. Senat hat gesagt, wir legen den Begriff aus wie die Verjährungsfrist, diese beträgt vier Jahre. Sie sehen alleine schon an diesem Beispiel, wie weit die Interpretationsmöglichkeiten auseinander sind.

Das zweite Problem sind die Länderregelungen. Sie haben automatisch in den Ländern unterschiedliche Vorstellungen, weil die Interpretation von Rechtsbegriffen auch von den finanziellen Möglichkeiten abhängt. Die sind in den Ländern eben unterschiedlich und werden auch unterschiedlich wahrgenommen. Und von daher ist es außerordentlich schwierig, eine einheitliche Regelung zu erhalten, wenn man das auf Bundesländerebene beschränkt. Sie müssen besser auf bundesrechtliche Regelungen abstellen, die Regelungskompetenz also eine Ebene hochziehen. Dann hätten Sie eine einheitliche Interpretationsmöglichkeit, und die könnte man auch höchstrichterlich prüfen lassen, aber dann nur in einem Senat, ohne dass es zwei Möglichkeiten gibt zur Interpretation.

Es ist einfach das Problem, dass der Gesetzgeber und der Verordnungsgeber gezwungen sind, unbestimmte Rechtsbegriffe zu verwenden, die ausgelegt werden müssen im Sinne dessen, was der Gesetzgeber sich gedacht hat. Aber das ist eben sehr schwierig und Richter haben auch Vorverständnisse, das ist völlig klar – und wer behauptet, er habe keine, der kann sie nur besonders gut verstecken. Ich kann mir keinen anderen Weg vorstellen, wenn man unterschiedliche Regelungen auf einer Ebene verhindern will, als dass man das auf die Bundesebene hochzieht, aber da werden wohl die Länder nicht mitspielen.

Sitte: Den Begriff „zeitnah“ habe ich gerade neu interpretiert bekommen, ich frage Sie dann nachher noch einmal für den Begriff des Krankseins, ob Sie den vielleicht in Ihrem Denken neu definiert haben. Es ist sicher vielen aufgefallen, dass Sie es dargestellt haben, dass ein Leistungsempfänger gar nicht mehr krank ist, wenn er ins Hospiz kommt oder in die SAPV. Würden Sie das jetzt auch noch so sagen nach den Vorträgen?

Hambüchen: Ich habe das ganz bewusst gesagt, weil ich finde, dass man die beiden Leistungsbereiche voneinander trennen muss. Natürlich gibt es Übergänge vom Krankenhaus in das Hospiz und umgekehrt. Ich fand das sehr plastisch bei dem 15 Monate alten Kind und bin begeistert, dass das so funktioniert, aber ich bin nicht sicher, dass das immer so funktioniert. Ich habe deshalb gesagt, dass der § 39a SGB V da ansetzt, wo man nicht mehr „krank“ ist und kurative Maßnahmen nicht mehr helfen; das ist das Konzept des Gesetzes.

Miriam Nüchter, Gesetzliche Krankenkasse (GKV): Ich möchte einmal die besondere Stellung und Handhabung von palliativen Leistungsanträgen hervorheben, da wir

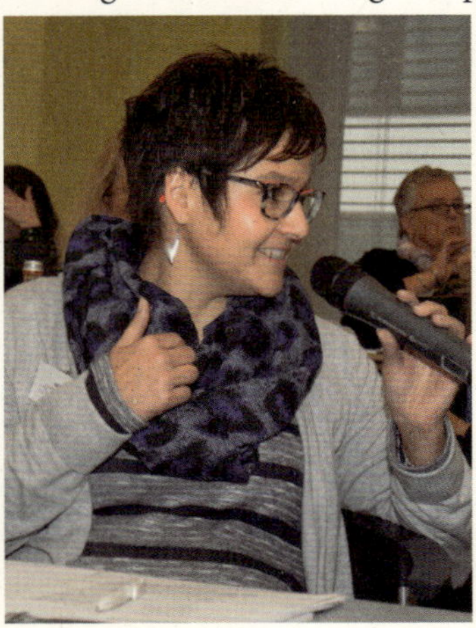

hier auch über das Sozialgericht sprechen. Wenn ein solcher Versicherungsnehmer einen Leistungsantrag für sich selbst stellt oder auch die Eltern für ihre Kinder, so geschieht das sehr häufig, wenn diese bereits schwerkrank sind oder auch schon teilweise palliativ betreut werden. Aber das ist dann kein normales Antragsverfahren, wie wenn ein gesunder Versicherungsnehmer eine Vorsorgemaßnahme (z.B. ambulante Kur) beantragt. Ich möchte das hervorheben, denn beide Anträge haben zwar ihre Berechtigung, und doch muss der Mitarbeiter der Krankenkasse die Anträge unterscheiden, denn wenn ich jemandem eine Vorsorgemaßnahme ablehne, weil die gesetzlichen Voraussetzungen nicht erfüllt sind, dann habe ich damit nur wenig Probleme zu sagen, legen Sie doch gegen die Ablehnung Widerspruch ein, dieser wird dann vom Widerspruchsausschuss zurückgewiesen und anschließend können Sie Klage vor dem Sozialgericht erheben. Das sage ich auch so, wie es ist, denn das ist ja auch unser Tagesgeschäft und fällt unter das gesetzliche Verwaltungsverfahren.

Die Problematik ist hier eine ganz besondere, ich lehne hier einer Mutter oder einem Vater einen Antrag über eine bestimmte palliative Versorgung ab, weil z. B. vorrangig die Krankenhausbehandlung angezeigt ist. Die Familie selber hätte aber vielleicht lieber eine andere Versorgung als Mitbetreuung. Und natürlich kann ich dann nicht sagen, das macht nix, Sie haben jetzt die Zeit, sich mit Widerspruch und Klage vor dem Sozialgericht bis hoch zum Bundessozialgericht durchzuklagen. Denn das ist keine Hilfe für das Kind und genauso wenig für den Erwachsenen. Hier würde ich mir einfach wünschen, dass eine klare Regelung getroffen wird. Die Mitarbeiter der Krankenkassen können hier nicht so streng vorgehen, wie wenn eine ambulante Vorsorgekur ablehnt wird. Hier muss die Regierung noch einiges tun, damit wir schnell reagieren können, und das Gesetz nicht so ausgelegt werden kann wie bei jedem anderen Leistungs-Paragraphen auch. Das wäre dann ein Spiel auf Zeit, diese Zeit haben wir bei solchen betroffenen Personen aber nicht!

Panke: Ich wollte zu den beiden Begrifflichkeiten „zeitnah" und „krank" noch einmal etwas klarstellen. So wie ich es hier in der Diskussion sehe, ist „zeitnah" für das Gericht etwas anderes als für den MDK. Eins möchte ich in jedem Fall hervorheben, solche Anträge sind Eilverfahren, und wenn wir die in der MDK-Gemeinschaft von der Krankenkasse bekommen, dann wird das am entsprechenden Tag oder am Folgetag erledigt, solche Anträge werden im Regelfall nicht einmal eine Woche geschoben. In der Zwischenzeit werden zunächst die Kosten für die zu erbringenden Leistungen von der Krankenkasse erstattet bis das MDK-Gutachten das Übrige klärt.
Und ich möchte noch etwas zu dem Begriff „krank" im Zusammenhang mit der palliativen Situation sagen, in der sich ein Mensch befinden kann: Natürlich sind Menschen krank, die palliativ erkrankt sind, und der Begriff „palliativ" sagt auch schon etwas aus. Nur müssen die Patienten nicht unbedingt in ein Krankenhaus. Diese Patienten haben manchmal auch eine lange Krankheitsgeschichte hinter sich und möchten möglichst wenig Zeit im Krankenhaus verbringen, genau wie wir uns das auch bei anderen Erkrankungen wünschen und bereits realisieren. Deshalb haben wir ja auch die SAPV so ausgestaltet, dass die Patienten mit einer palliativen Erkrankung, die Möglichkeit gegeben wird, bis zuletzt zuhause oder in vertrauter

Umgebung zu sein. Und selbst wenn dies nicht möglich sein sollte, zuhause zu sein, gibt es auch noch andere Möglichkeiten und Wege, die nicht zur Bedingung haben, im Krankenhaus behandelt werden zu müssen. Der Ausbau der ambulanten und sektorenübergreifenden Versorgung findet auch hier einen Platz. Die verschiedenen Versorgungsbereiche sind eng miteinander verzahnt. Das erfordert immer noch ein Umdenken.

Hambüchen: Den Begriff „zeitnah" habe ich nicht im Zusammenhang mit der Palliativpflege gebraucht, er stammt aus einem ganz anderen Zusammenhang, nämlich der Frage, in welchem Zeitraum der MDK eine Begutachtung im Krankenhaus durchführen muss. Es war nur ein Beispiel, um Ihnen klarzumachen, wie man unbestimmte Rechtsbegriffe unterschiedlich auslegen kann.

Nach wie vor kann ich natürlich den Mediziner verstehen, der sagt, der palliativ zu Versorgende ist erkrankt und auch sehr schwer krank, aber im rechtlichen Sinne ist er es nicht mehr, wenn er die entsprechenden Leistungen bekommen will. Wenn er es wäre, würde er kurativ behandelt und müsste eben in die Krankenhausbehandlung (§ 39 SGB V), nicht aber in die palliative Behandlung (§ 39a SGB V). Diese Abgrenzung muss man einfach vornehmen. Dass das medizinisch gesehen schwer verständlich ist, gebe ich gerne zu, aber rechtlich ist es eben so.

Sitte: Das ist auch wichtig für unsere Antragstellung: Ein Jurist denkt eben in anderen Strukturen als ein Arzt, als eine Pflegefachkraft, als ein Sozialarbeiter oder Sachbearbeiter bei der Krankenkasse. Wir brauchen dann „Dolmetscher"; wichtig ist, dass, wenn ich mit meiner Sprache spreche und von einem Juristen etwas möchte, meine Bitte vielleicht völlig falsch verstanden werden kann. Und wenn dann ein Mitarbeiter einer Krankenkasse eine Rückfrage stellt an eine Palliative-Care-Fachkraft, dann wird er vielleicht nicht wirklich verstanden.

Hambüchen: Damit das keinen falschen Zungenschlag bekommt: Ihre Statistik, die Sie gezeigt haben, Frau Panke, da ist der MDK nicht nur sehr schnell, sondern auch sehr positiv in der Bewertung. Und ich bin mir auch sicher, dass der MDK genau weiß, wie er die Differenzierung zu setzen hat und dass er dann möglicherweise auch die Frage der Krankheit oder Nicht-Krankheit in dem Sinne beantwortet, dass es für den Betroffenen möglichst beste Leistungen gibt. Ich wollte nur die Begrifflichkeiten klären, dass es eigentlich anders ist.

Hach: Ich habe noch eine Frage betreffend die Aussage, dass jemand, juristisch gesehen, nicht mehr krank ist, wenn er Palliativbetreuung braucht. Frau Dr. Schraut hat ja eben ein sehr eindrucksvolles Bild gezeigt von dem Kleinkind, das jetzt

15 Monate alt ist und keine hospizliche Versorgung mehr benötigt. Das klang nach einem Einbahnprinzip, dass der Patient sich erklärt haben muss, nicht mehr krank zu sein, um einen hospizlichen Bedarf zu haben. Können Sie dazu noch etwas sagen aus juristischer Sicht?

Hambüchen: Es kann durchaus ein wechselbezügliches Spiel geben, das habe ich auf einer Folie gezeigt, dass es durchaus so sein kann – bei Erwachsenen wohl weniger, aber bei Kindern häufiger –, dass sich aus einer palliativen Versorgung wieder eine normale Krankenhausversorgung ergibt. Und dass dies möglicherweise auch wieder zurückgehen kann. Das Kind war in einem Urlaub, musste dann wieder in die Klinik, lebt jetzt aber seit einigen Monaten wieder zuhause. Das kann also durchaus ein Wechselspiel sein, wobei ich das bei Kindern häufiger sehe.

Sitte: Ich habe eine Frage an Frau Hach, die Geschäftsführerin im Fachverband SAPV Hessen ist und da durchaus mit Problemen konfrontiert, kann man sagen; sie ist sozusagen einer der Problemlöserinnen: Wir haben Bedarfe in der Pflege, die Patienten haben Bedarfe, der MDK beurteilt diese Bedarfe; kannst Du noch etwas dazu sagen, was Du machst an der Schnittstelle dieser verschiedenen Sichtweisen und was der Patient braucht?

Hach: Das ist eigentlich sehr umfangreich, muss man so sagen, aber um es kurz zu machen: Ich bin so eine Art Dolmetscher zwischen den Pflegenden und dem MDK, weil hier viele Dinge unterschiedlich verstanden werden, etwa: Was heißt „lebenslimitierend" oder was ist es, was ein Patient braucht; wie unterscheide ich zwischen Bedarf und Bedürfnis? Und ich merke, dass sich in der Sprache der Spezialisierung sehr viele Fehlerquellen verbergen und die Pflegeteams einfach pragmatische Macher sind und ihnen oft die Sprache fehlt, das ausdrücken zu können, worauf aber der MDK oder der andere Partner als Gegenüber sehr angewiesen ist.

Auch bei der Verordnung der SAPV fällt es den Hausärzten, die die überwiegenden Zuweiser sind, schwer, das einfach zu benennen. Was ist der besondere Bedarf und was muss denn nun die Leistung für den SAPV-Patienten ausmachen? Und da sind in vielen Fällen einfach die Bedarfe des Patienten zu klären. Und das klärt sich dann in den meisten Fällen sehr positiv für den Patienten.

Sitte: Ich habe noch eine Frage an Frau Schraut: Vorhin kam es so ganz natürlich rüber, dass es für die Eltern wichtig war, dass das Kind mit ihnen in den Urlaub nach Kroatien fährt. Und es war schon schwierig vorher. Doch das Kind war lebensfroh. Es kam dann aus dem Urlaub zurück und war schwerkrank. Kann man das so stehen lassen oder muss man das näher erläutern?

Schraut: Du hast recht, für mich ist es ganz normal, aber wahrscheinlich ist es eigentlich gar nicht ganz normal. Natürlich war das Kind vorher nicht gesund, sondern ganz schwerkrank und wurde auch im Hospiz und letztlich palliativ betreut. Alles, was man mit einem gesunden Baby macht, hat man mit ihr nicht gemacht, wie z.B. die Verordnung von Therapie- und Fördermaßnahmen oder auch Impfungen. Sie war also alles andere als gesund.

Aber für dieses Krankheitsbild war sie ganz erstaunlich fit, um es einmal so auszudrücken. Und sie hat im Urlaub dann einfach Komplikationen gehabt, wie sie diese auch zu Hause oder bei uns hätte haben können. Und ich muss auch sagen, dass es ein Zugangskriterium zur SAPV ist: Krankenhausbehandlung nicht mehr gewünscht und erforderlich, das ist ja auch dieses „krank“ oder „nicht krank“. Und wir haben lange diskutiert: Ist diese Operation nun etwas Kuratives oder ist es eine palliative Operation? Wir haben es mit dem operierenden Neurochirurgen so eingeschätzt, dass es eine palliative Operation ist, weil wir das Kind mit dieser Operation nicht gesund machen konnten. Aber wir konnten das Leben auf dem Niveau, das möglich war, verbessern.

Panke: Ich möchte noch einmal betonen, dass die Erkrankung und deren Symptome zu behandeln nicht gleichbedeutend damit ist, dass die Therapie nicht palliativ sein kann. Ein Erwachsener oder ein Kind kann also eine Therapie in palliativer Intention in Anspruch nehmen, obwohl man weiß, dass sich das Leben hierdurch nicht verlängert. Man sagt sogar im Sprachgebrauch: „palliative Chemotherapie“ oder „palliative Strahlentherapie“. Es gibt ja auch Operationen mit palliativer Intention. Das sind alles Dinge, über die man offen reden muss, damit man keine falschen Schlussfolgerungen zieht und sagt: „Der Patient bekommt eine Therapie und ist im Krankenhaus, der ist ja gar nicht mehr palliativ und hat dann keinen Anspruch auf SAPV“. Das ist schlichtweg falsch.
Palliativ heißt eigentlich „lindernd“ und es gibt ja auch Schmerzen, etwa bei Knochenmetastasen, die unerträglich sind. Dann kann man bestrahlen und die Schmerzen werden dadurch vermindert; und man kann gegebenenfalls das Morphin oder andere starke Schmerzmittel reduzieren und damit eine Verbesserung des Allgemeinbefindens hervorrufen. Denn darauf kommt es doch vor allem auch am Lebensende an. Solche Therapien sind alle palliativ und auch eine solche Operation würde ich als palliativ einschätzen und damit wäre der gesamte Anspruch auf SAPV oder auch auf Hospizversorgung vorhanden.

Hambüchen: Auch auf die Gefahr hin, dass Sie mich für nervig halten, muss ich doch noch etwas sagen: Ich unterstütze das auch und finde es auch sehr gut, wie Sie das beschreiben, aber sehen Sie das bitte einmal aus Sicht der Krankenkasse.

Wenn ein Mitarbeiter der Kasse einen Antrag bekommt, muss er doch entscheiden: Ist das eine Krankenhausbehandlung (§ 39 SGB V) oder ist das eine palliative Hospizbehandlung oder ähnliches mehr? Im § 1 SGB V steht expressis verbis, dass eine Operation und medizinische Eingriffe auch dazu dienen können, Beschwerden zu lindern oder ein Leiden nicht zum Ausbruch kommen zu lassen. Also dieser Fall kann palliativ sein. Und rückschauend betrachtend war es keine Palliativmaßnahme, sondern eine kurative, weil das Kind nun schon viel länger lebt. Sie sehen, wie schwierig das ist und warum ich bewusst diese Abgrenzung genannt habe, man darf nicht mehr krank sein, auch wenn das provokativ klingt.

Panke: Nur noch kurz direkt dazu: Das Kind ist auch noch palliativ, wenn es durch die Therapie länger lebt. Es kommt wirklich auf die Intention der Therapie an – Leid soll gelindert werden, soweit dies möglich ist, das ist die palliative Intention. Zusätzlich muss aber davon ausgegangen werden können, dass eine Heilung nicht absehbar und dass das Leben im zeitlichen Verlauf im Vergleich zur Normalbevölkerung erheblich verkürzt ist.

Bettina Ditzel, Richterin am SG Fulda: Wie wird so etwas dann abgerechnet, wenn ein solcher Eingriff vorgelegen hat?

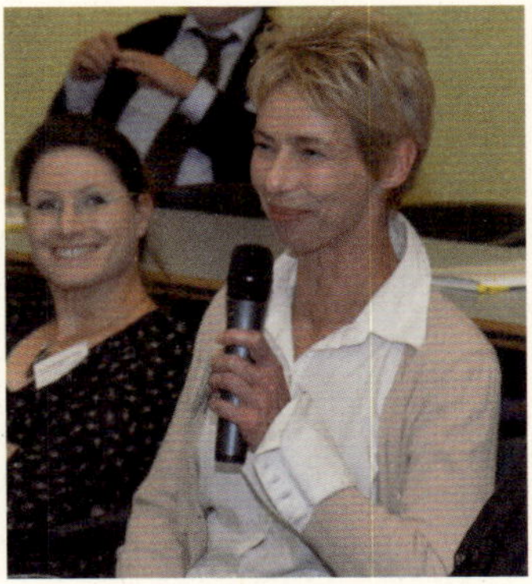

Nüchter: Die Abrechnung, nach der Frau Ditzel gefragt hat, läuft ganz normal nach Sachbuchkonten, wobei die Krankenkasse schon einen gewissen Kulanz-Spielraum hat. Und dieser wird oft sehr großzügig ausgelegt, wobei es immer doch eine Grauzone ist. Im Moment ist die Fallzahl noch so niedrig, dass wir mit dem Geld aus Kostengesichtspunkten auch gut umgehen können. Das entscheide aber nicht ich, sondern die Teamleitung oder sogar noch eine höhere Stelle; die geben das Geld frei, etwa bei sehr teuren Medikamenten. Das sind Sachen, die wir nicht alleine entscheiden.

Wir müssten irgendwann einmal Zahlen erheben können, wie viele Menschen das in unserem Land betrifft, ähnlich einem Krebsregister, wie viele Menschen sich in einer palliative Behandlung befinden: diese Fallzahlen würden die Krankenkassen interessieren, um dann darauf reagieren zu können und zu sagen, das rechtfertigt ein Team, das sich nur darum kümmert. Und das macht dann alles: Behandlung im Krankenhaus, häusliche Krankenpflege, Pflegeleistung, palliative Versorgung; die Familie hat dann einen Ansprechpartner beim MDK, der alle Gutachten zu den Leistungen verfasst.

Schindler: Ich glaube, wir diskutieren in die verkehrte Richtung. Wenn ein Kind oder ein Versicherter eine stationäre Behandlung braucht, wird diese verordnet und dann bekommt er die auch. Der Punkt, der die Problematik ausmacht, ist vielmehr, dass Kindern oder auch Erwachsenen die SAPV abgelehnt wurde mit dem Argument, dass es gleichzeitig eine Krankenhausbehandlung gäbe. Das ist das, was mir bekannt geworden ist, aber nicht der umgekehrte Fall.

Sitte: Eine kurze Nachfrage an die Frau Schraut: Bei dem Urlaub des Kindes ging es nicht darum, dass man das Leben verlängert, sondern man hat bewusst ein Risiko in Kauf genommen?

Schraut: Ich kann kurz erzählen, wie wir es wirklich gemacht haben: Wir haben das sehr konkret besprochen, also den Eltern war sehr klar, dass das Kind ein hohes Risiko hat, unterwegs im Urlaub zu versterben. Und wir haben wirklich konkrete Situationen vorbesprochen bis hin zu der Frage: Was ist zu tun, wenn das Kind im Flugzeug stirbt? Die Planung war, in Ruhe auszusteigen mit dem in der Tasche schlafenden Kind. Welche Medikamente müssen mitgenommen werden und sind in welchen Situationen wie zu verabreichen, etc. Das kann man nicht mit jeder Familie, aber diese Familie wollte das so, und das Kind hat den Urlaub überlebt; ich habe das aber eigentlich nicht geglaubt.

Sitte: Finde ich großartig, dass Ihr das trotzdem gewagt habt, auch wenn Ihr das anders gesehen habt. Wirklich wichtig sind die Bedarfe, die eine Familie tatsächlich hat, egal ob der Mensch alt oder jung ist; und diese sind oft sehr anders, als man sie sich als verantwortlicher Arzt vorstellt oder wie sie aus der Sicht des Arztes wichtig wären.

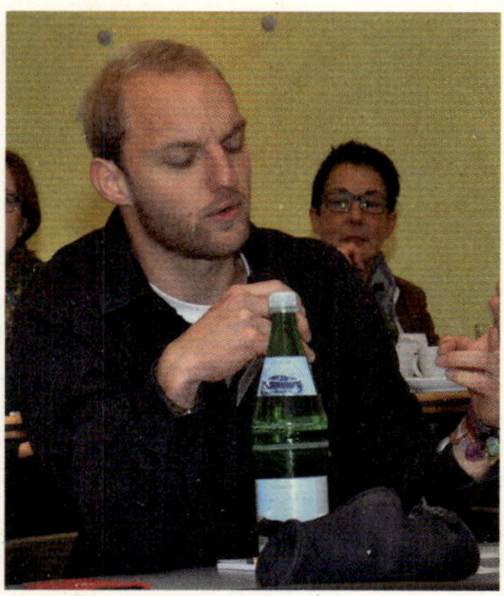

Tobias Dunz, Student an der Universität Kassel: Ich habe zwei Gedanken, wobei ich selbst keine Erfahrung mit Palliativpflege oder sterbenden Menschen habe; und ohne persönliche Erfahrung über ein Thema zu reden, gestaltet sich außerordentlich schwierig.

Mir ist aufgefallen in dem Vortrag, dass Sie „Unreife" als Problem dargestellt haben. Und das hat mich ein wenig gewundert. Dieser Punkt bringt die typische deutsche Mentalität der Fokussierung auf das Problem zum Ausdruck. Wir neigen ja sehr dazu, vieles problembehaftet zu sehen und uns auf Probleme zu stürzen. Komischerweise schreiben Lehrer in der Grundschule unter ein Diktat „0 Fehler“ und nicht „alles richtig“.

Dazu würde ich gern die Gegenfrage stellen: Kann die Unreife von Kindern nicht eine riesige Chance sein in der Arbeit, die Sie leisten? Kann die Unreife oder die impulsive Neugier, die Kindern innewohnt, oder die Tatsache, dass Kinder noch nicht durch Erfahrung konditioniert sind, nicht ein riesiges Potenzial darstellen?

Und zum Zweiten: Sie haben den Satz formuliert: „Die Schwester eines Kindes, das im Hospiz lebt, muss leider auch dort leben.“ Ich finde es schade, dass Sie den Begriff „leider“ benutzt haben. Denn damit bringen Sie zwischen den Zeilen zum Ausdruck, dass das Leben in einem Hospiz furchtbar schrecklich sein muss. Und ich glaube, dass das der Arbeit, die Sie leisten, überhaupt nicht gerecht wird. Sicher ist das Leben in einem Hospiz und die Konfrontation der Angehörigen mit Sterben und Tod alles andere als angenehm, aber vielleicht sollten Sie wertfrei formulieren: „Die Schwester oder die Familie lebt mit im Hospiz.“ Total naiv – aber ich glaube, dass völlige Naivität hilfreich sein kann, um unermesslichem Leid zu begegnen.

Schraut: „Unreife als Problem“ und „Entwicklung als Ressource“ habe ich in einem Atemzug genannt. „Unreife“ als Problem war medizinisch gemeint: Es handelt sich um ein unreifes Atemsystem, unreifes Immunsystem, unreifes Kreislaufsystem. Wenn die Kinder heranwachsen, reift dieses aus, die Kinder werden stabiler. Das konnten wir auch bei Elena beobachten, so war das gemeint. Und Entwicklung als Ressource meint genau das, was Sie beschrieben haben.

Das andere: Eine Jugendliche, die 12 Jahre alt ist und ihre Freunde zu Hause hat, für die ist es ein „LEIDER im Hospiz“, und da kann es dort noch so schön sein. Und es kann noch so wunderbare Geschwisterangebote geben, für die ist das „leider“. Sie kann nicht zu Hause sein und sie kann nicht in ihrem Zimmer sein oder nur am Wochenende oder in der Woche oder dann, wenn Mama oder Papa sich trauen, nach Hause zu fahren. Und ich wollte das zeigen, um die Bedeutung der Familien- und Geschwisterarbeit im Hospiz hervorzuheben. Das ist aufwändiger und wichtiger als die Angehörigenarbeit bei Erwachsenen, wobei ich nicht sage, dass dies nicht auch für Erwachsene wichtig ist.

Sitte: Zu dem Begriff „leider“: Ich habe den Begriff gelernt „Luxusblase“ – unter der Käseglocke im Hospiz leben. Das gleiche gilt für den Begriff „Goldener Käfig“ für das Hospiz im Erwachsenenbereich. Denn eigentlich möchte ich nicht im goldenen Käfig leben, sondern lieber außerhalb davon, gesund und in Freiheit.

Hach: Ich möchte noch ergänzen zu dem, was Sie geschildert haben, Herr Dunz, also die Normalität im Umgang mit Tod und Sterben: soweit sind wir noch nicht.

Und völlige Naivität gibt es nicht, weil immer die ganzen Familien und das ganze Umfeld betroffen ist, was wir im palliativen Umfeld auch aufnehmen wollen. Und wenn wir im Pflegeheim noch automatisiert planen, 92-jährige mit schweren Erkrankungen zu reanimieren, dann sind wir gesellschaftlich noch lange nicht an dem Punkt, Sterben zuzulassen. Und die Pflege muss immer die Bedürfnisse des Patienten und seines Umfeldes in Übereinstimmung bringen, und da sind wir noch lange nicht bei der Naivität des Todes und des Sterbens.

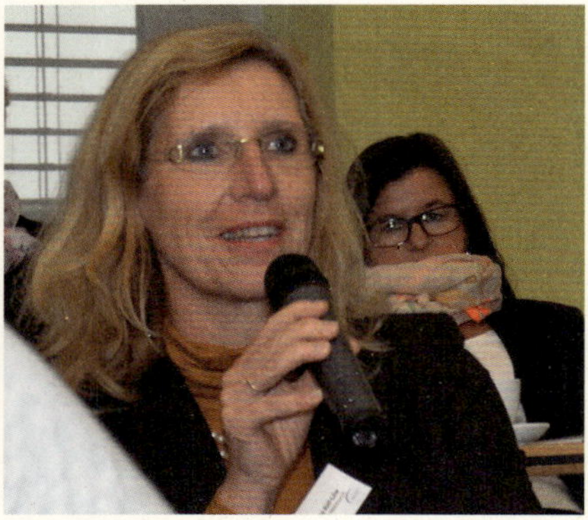

Rechtsanwältin Martina Keil-Löw, Stabsstelle Recht, AOK Hessen: Ich würde gerne zu den juristischen Gesichtspunkten noch etwas sagen: Der Gesetzgeber müsste erst noch einmal Rechtsnormen schaffen. Dabei wird er immer auch Rechtsbegrifflichkeiten verwenden. Über das Problem, dass wir aneinander vorbeireden bei juristischem und medizinischem Personal, haben wir eben schon gesprochen. Ob das gelöst werden kann, ist fraglich. Sie hatten gesagt, Herr Dr. Hambüchen, der Mensch ist eigentlich nicht krank, der palliative Versorgung braucht. Der Krankheitsbegriff oder der Leistungsanspruchsbegriff in SGB V enthält das Lindern der Krankheit oder der Schmerzen. Die Frage ist daher, ob wir zukünftig nicht den Begriff der Krankheit anders definiert bekommen. Wir sind gerade vielleicht an einem Scheidepunkt in der Gesetzgebung.

Wir haben im SGB V die Möglichkeit, mit Budgets zu arbeiten. Wäre das auch eine Möglichkeit? Ich habe damit zu wenig Erfahrung, weiß aber, dass diese Möglichkeit in der Praxis überhaupt keine Rolle spielt. Im Rahmen einer anderen Veranstaltung hat jedoch eine Mutter erzählt, welchen Kampf es gekostet hat, es mit der Krankenkasse hinzukriegen, eine selbstgestaltete Versorgung zu organisieren, die letztendlich sogar billiger war als eine maximale stationäre Versorgung. Aber es ist ein Ansatzpunkt, den wir bereits haben: Eine solche Möglichkeit, eine Finanzierung hinzukriegen und sich nicht über jede einzelne Ausgabe streiten zu müssen.

Hambüchen: Das Budget wäre natürlich eine denkbare Alternative, wobei das natürlich Folgeprobleme hat, etwa, wie die Finanzen gefasst werden und wie das in dem Budget geregelt ist. Denkbar, aber problematisch.

Und zum Krankheitsbegriff: Man kann das natürlich anders machen, aber das setzt dann in der Großen Koalition voraus, dass wir genug Sachverstand haben, dass man sich traut, den grundsätzlichen Krankheitsbegriff zu ändern. Dies wird man nicht tun, das ist keine Frage. Man wird nur diese andere Leistung, die keine Krankheit ist, versuchen etwas mehr auszubauen.

Der Gesundheitsminister hat gesagt, man will die Hospizarbeit fördern, auch Kinderhospize, und man will das finanziell noch besser regeln. Wenn man aber zusätzliche finanzielle Leistungen erbringt, ist das mehr ein „Rumdoktern am Symptom“ denn eine Neuregelung. Eine Änderung des Krankheitsbegriffes, da bin ich mir sehr sicher, da traut sich keiner heran.

1. Workshop: Aus Sicht der Sozialgesetzgebung

Frau Richterin Bettina Ditzel

Zielsetzung

In diesem Workshop ging es, unter der Überschrift „Sterbehilfe/Bedarfe beim Sterben", um die Pflegebegutachtung und damit verbundenen Fragen wie:

- Welche Rolle spielt palliativer Bedarf bei der Pflegebegutachtung? Welche rechtlichen Grundlagen gibt es?
- Werden Leistungen wegen der Gefahr der Doppelversorgung versagt?
- Gibt es Bedarfe, die der Sozialleistungsträger gar nicht erfüllen kann?
- Welche Rahmenbedingungen gibt es für die Versorgung im palliativen Bereich? Sind sie ggf. in Bezug auf die Qualität für den Patienten verbesserungswürdig?
- Welche Aufgaben und Befugnisse hat das Pflegepersonal, welche der Hausarzt?
- Bestehen Informationslücken bei der Aufklärung über die möglichen Ansprüche? Welche Möglichkeiten bestehen zur Verbesserung?

Inhalt

Nach der derzeitigen gesetzlichen Grundlage spielt der palliative Bedarf bei der Pflegebegutachtung keine Rolle. Er ist erst dann von Bedeutung, wenn sich z. B. die möglicherweise vorhandenen Schmerzen auf die einzelnen Verrichtungen auswirken. Weitgehend bleiben palliativ belastende Symptome aber unberücksichtigt.

Bei den gerichtlichen Verfahren geht es um die Klärung der Pflegebedürftigkeit. Es wird zunächst ein Antrag auf Pflegeleistungen gestellt, seien es Kombileistungen oder Geldleistungen. Der MDK führt eine Begutachtung anhand der Pflegerichtlinie durch und setzt den täglichen Hilfebedarf fest. Über den Antrag wird dann entschieden. Das geht ggf. ins Widerspruchsverfahren. Bis zum gerichtlichen Verfahren dauert es erhebliche Zeit, sodass eine Verschlechterung meistens nicht mehr nachgezeichnet werden kann. Gerichtliche Verfahren, gerade wenn die Versicherten schwerkrank sind, werden manchmal angestrengt, während die Versicherten noch leben, und sie versterben während des Verfahrens. Dann wird eine Begutachtung nach Aktenlage vorgenommen. Es gibt durchaus Krankenkassen, die rückwirkend eine beantragte Leistung nicht anerkannt haben. Hierbei ist natürlich immer ein Problem, die dann notwendige Beweisbarkeit ohne den Patienten noch untersuchen zu können. In nahezu allen Fällen werden durch das Gericht ein Pflegesachverständiger und ein Experte für Palliativversorgung zur Klärung beauftragt.

Oft sprechen die Pflegesachverständigen Empfehlungen zu pflegeerleichternden Maßnahmen aus (z. B. auch zur Schmerzmedikation). Meistens beschränken sie sich aber auf Pflegehilfsmittel. Für den palliativen Bereich finden sich jedoch selten Hinweise.

Die Frage, ob es darüber hinaus Bedarf gibt, stellt sich nicht. Dies liegt auch daran, dass das SGB XI hierzu keine Regelungen enthält. Die Frage: „Gibt die Begutachtung palliativen Bedarf an?“ kann man mit „nein“ beantworten.

Der Arzt stellt den SAPV-Antrag. Dabei geht es um verschiedene Leistungen, die getrennt voneinander bewertet werden. Wenn niemand da ist, etwa aus der Familie oder jemand, der sich sehr engagiert, passiert nichts. Da von den Krankenkassen zurzeit etwa 80 % der beantragten Leistungen genehmigt werden, bleibt zum Glück nicht viel Raum, um sich rechtlich auseinanderzusetzen. Das passiert dann nicht im Hauptsacheverfahren, sondern im Eilverfahren.

Fraglich ist, ob es sich, wenn es um die Palliativversorgung geht, nicht dabei auf die Frage der SGB-XI-Pflege konzentrieren sollte, und andersherum auch bei der Feststellung der Pflegebedürftigkeit auf die mit der SAPV oder der Hospizversorgung Betrauten.

Eine Problematik ist in diesem Zusammenhang, dass ein Patient häufig schon Pflegeleistungen erhält, aber noch nicht die palliativpflegerischen oder medizinischen Maßnahmen. In der Praxis kommt erst der Antrag nach dem SGB XI und dann die SAPV-Leistung.

Die genehmigten Laufzeiten der SAPV-Betreuung dauern derzeit in der Regel nur bis zu 3 Monaten an, danach gibt es immer wieder Bestrebungen, den Anspruch auf SAPV in Frage zu stellen. Wichtig ist es, dass es in der Palliativversorgung nicht nur bei Kindern, sondern auch bei Erwachsenen unerwartet wesentlich längeren Bedarf für spezialisierte palliative Leistungen geben kann, die durch die Regelversorgung keinesfalls abgebildet werden.

Der Patient bekommt dann also trotz ärztlicher Indikation keine SAPV-Leistungen mehr, sodass spätestens nach diesem Vierteljahr ausführlich begründet und Stellung bezogen werden muss.

Abgrenzung Palliativbehandlung/Krankenbehandlung

Für Richter oder Richterin stellt sich das Vorgehen bisher so dar: Sie bekommen einen Sachverhalt präsentiert und prüfen dann die einzelnen Anspruchsgrundlagen durch. Wenn jemand als Palliativpatient identifiziert wird, fällt er nicht automatisch völlig aus dem SGB V heraus, was die Krankenbehandlung anbelangt. Wenn ein Patient z. B. schmerzlindernde Medikation bekommt, dann lässt sich das auch unter die allgemeine Krankenbehandlung subsumieren. Bei Schmerzmedikation ist auch § 27 SGB V immer die erste Norm und eben nicht § 39a SGB V.

Aber es können prinzipiell zwei Ansprüche gleichzeitig infrage kommen: Es können Leistungen der Pflegekasse, der kurativen Krankenhausbehandlung oder/und auch Palliativleistungen sein. In der Praxis gestaltet es sich schwierig, dass Richter das Gefühl haben, dass die Leistungen sich teilweise überschneiden und man sie dadurch nicht abgrenzen kann.

Fällt dem zu Versorgenden der Umstand, dass es vielleicht auch oder noch einen kurativen Ansatz geben könnte, auf die Füße?

Solange die Krankenkasse bereit ist anzuerkennen, dass die Behandlung jetzt palliativ ist bzw. nicht infrage stellt, dass ein Anspruch auf SAPV gegeben ist, ist das nicht der Fall. Erst dann, wenn die Krankenkasse den Standpunkt einnimmt: „Das ist aber eine kurative Behandlung, die aus der SAPV herausgenommen werden muss", wird es zum Problem.

Werden Leistungen wegen der Gefahr der Doppelversorgung versagt?

Es gibt ein Pflegeteam, ein Palliative-Care-Team, den Hausarzt und es gibt auch noch eine mehr oder weniger große Anzahl an mitbehandelnden Fachärzten. Die Gesprächspartner sind und bleiben aber im Allgemeinen nicht die Sozialleistungsträger, sondern sterbende Menschen. Die Beteiligten sprechen zudem eine unterschiedliche Sprache, z. B. als Mediziner, je nachdem, aus welchem fachlichen und auch emotionalen Blickwinkel man schaut.

Selbstbestimmung vs. Leistungsspektrum

Als Hospizler ist ein zu beachtender Grundsatz: „Das Selbstbestimmungsrecht der Menschen bis zum Schluss muss gewahrt bleiben". Das Selbstbestimmungsrecht des Menschen wird immer wieder begrenzt durch Regelungen von Sozialleistungsträgern. Man bestimmt nicht selbst über den zu erhaltenden Leistungsumfang, sondern eine ganze Reihe von Fachleuten, die Leistungen zuweisen, zugestehen oder nicht zugestehen. Solange man diese Leistungen beansprucht oder beanspruchen will, ist man fremdbestimmt. Wenn es allerdings zwei mögliche Leistungen gibt, dann kann man auch u. U. die Selbstbestimmung anders handhaben. Dann gibt es ein anderes Spektrum. Dann ist man entscheidungsfähig.

Prüfung des palliativen Anspruchs

Allgemein geht man davon aus (zurückgehend auf den Punkt der Prüfung des palliativen Anspruches nach drei Monaten): Wenn ein Patient einmal palliativ versorgt wird, dann bleibt er immer palliativ. Es ist interessant, dass man diskutiert, ob man ihn aus der SAPV wieder herausnimmt. Palliativteam und der Hausarzt sehen: „Wir haben den Patienten schon eine gewisse Zeit in der Palliativversorgung. Wir haben Zweifel, ob die Bedingungen für eine spezielle ambulante

Palliativversorgung im Augenblick gegeben sind.", sodass die SAPV umgehend bei diesem Patienten beendet wird. Soll erneut eine SAPV stattfinden, muss der Kassenarzt erneut eine Verordnung nach Muster 63 ausstellen. Das SAPV-Team zieht sich in der Regel tatsächlich aus der Versorgung zurück vom Patienten. In eher lose vernetzten Palliative-Care-Teams kann es sein, dass einer der behandelnden Palliativmediziner auch gleichzeitig der Hausarzt ist. Oder es kann vorkommen, dass eine der Palliative-Care-Schwestern auch die Pflegedienstleiterin des versorgenden Pflegedienstes ist. Dann sind noch vertraute Personen am Patienten in die Betreuung eingebunden. Damit wäre der Hausarzt jemand, der durchgängig für den Patienten da ist. Wenn man wieder aufgenommen wird in die SAPV, dann wird man auch wieder von denselben Menschen betreut.

Die Frage nach der „Vollversorgung"

Eine Vollversorgung ist nicht Anspruch der Normen im SGB V. Vollversorgung ist dabei nicht im Sinne von einem Ideal zu verstehen, sondern von dem, was fachlich dem Menschen zugestanden wird.

Es gibt einerseits einen Bedarf, den man medizinisch-pflegerisch definieren kann. Und auf der anderen Seite rechtliche Leistungsnormen, die nicht unbedingt identisch sein müssen mit den Bedarfen. Insofern garantiert das Gesetz keine Vollversorgung als bestmögliche Versorgung.

Leistungsrecht und Selbstbestimmung

Gibt es eine Diskrepanz zwischen dem Selbstbestimmungsrecht des Patienten und dem, was ihm laut sozialem Leistungsrecht zusteht?

Das ist bei jedem Patienten unter Umständen anders. Im Leistungsrecht gibt es naturgemäß immer Pauschalierungen. Das geht nicht anders, weil die Leistungsabwicklung im Wesentlichen ein standardisiertes Massengeschäft ist auf der Seite der Anspruchsnorm, sodass diese Diskrepanz immer besteht, mit der zentralen Frage: Wie kann ich diese Diskrepanz möglichst überbrücken?

Die Leistung hat auch immer eine andere Seite der Medaille. Es kann nur die Leistung ausgeglichen werden, die auch finanziert ist.

Die Selbstbestimmung endet somit sehr früh im Leben schon bei dem, was die Allgemeinheit finanzieren kann, auch bei den stationären Hospizleistungen. Das, was für stationäre Hospizleistungen seitens der Kostenträger bezahlt wird, reicht aus hospizlich-palliativer Sicht in der Regel für die angemessene Versorgung nicht aus. Die Hospize haben alle noch einen Etat, den sie durch Spenden, durch ehrenamtliche Tätigkeit und Ähnliches abdecken, sodass zum gesetzlich festgelegten Eigenanteil der Einrichtungen noch weitere 20 bis 100 % der anrechenbaren Kosten durch Spenden finanziert werden müssen.

Bedürfnisse und Bedarfe

Können Bedarfe formuliert werden, die der Sozialleistungsträger gar nicht erfüllen kann?

Es gibt Bedürfnisse, die Menschen haben und die nicht durch Sozialleistungen abgedeckt sind. Das sind sozialrechtlich gesehen Bedürfnisse, nicht Bedarfe, was einen sehr bedeutenden Unterschied ausmacht. Genau dort, zwischen berechtigten Bedürfnissen und rechtlich begründeten Bedarfen, muss versucht werden, die Lücke zu schließen. Das ist momentan nur über ehrenamtliche Arbeit möglich, die derzeit z.B. in der Hospizarbeit erbracht wird.

Fragen nach Begrenzung und Rahmenbedingungen

Ein gänzlich anderes Problem in der Praxis stellt sich mit der Frage: Wer darf eigentlich was, und dies unter Berücksichtigung der Begrenzung der einzelnen Berufsgruppen, die tätig werden? Wie können oder müssen die Tätigkeiten abgegrenzt werden? Können sie überhaupt immer trennscharf abgegrenzt werden? Ganz neue Fragen ergeben sich z.B. in Berührung mit dem BtMG.

Wo sind die Rahmenbedingungen, die vielleicht verbesserungswürdig sind, und die für die Qualität von dem, was dem Patienten zugutekommen sollte, vielleicht von Vorteil sind? Was darf das Pflegepersonal übernehmen, was darf der Arzt delegieren?

Bei einem Sterbenden hat man es immer mit einer Ausnahmesituation im Leben zu tun und niemals mit einem Regelfall.

Informationslücken

Viel häufiger als an sozialrechtlichen Problemen scheitern notwendige Hilfen für sterbende Menschen schlicht daran, dass niemand sie beansprucht!

Ein Großteil der hospizlich-palliativen Arbeit ist Beratung: Von „Mit was kann konkret geholfen werden?“ bis hin zum „Man kann für alles eine Lösung finden!“ Sind Fragen da oder reicht schlicht der Hinweis, dass es z.B. SAPV-Leistungen gibt? Man hilft beim Weg, der gegangen werden muss. Man beschäftigt sich als Angehöriger oder Betroffener auch im Vorfeld nicht mit dem, was rechtzeitig bedacht werden sollte. Wer macht sich schon kundig über SAPV-Verordnungen und sinnvolle Vorbeugung bei vielleicht später höchst belastender Symptome? Wenn in der Familie dann der konkrete Krankheitsfall auftritt, ist es meist zu spät, man tut es nicht mehr, man hat anderes zu tun.

Das heißt, es existiert nicht unbedingt nur eine rechtliche Lücke. Es existiert vor allen Dingen und primär eine erhebliche Informationslücke, nicht nur der Patienten und Zugehörigen, sondern leider meist auch der Ärzte, Pflegenden und vieler anderer Beteiligter. Eine Informationslücke, die dadurch entsteht, dass Menschen mit Dingen, die mit Sterben und Tod zu tun haben, sich nicht austauschen und nicht rechtzeitig vorher geredet haben.

Dabei kann das Überleitungsmanagement helfen. Es gibt Überleitungsmanagement in unterschiedlichen Bereichen, nicht nur in der palliativen Versorgung. Hierbei geht es um jemanden, der die Fäden zusammenhält, der auch die richtigen Leute zur richtigen Zeit an den richtigen Tisch holt und der tatsächlich dafür sorgt, dass die Zusammenarbeit reibungsärmer funktioniert und der Patient von der einen Hand in die nächste gereicht werden kann.

Tatsächlich ist auch nach wie vor im normalen Pflegefall die Beratung der Angehörigen viel zu unvollständig und teils nachlässig. Es gibt viele Krankenhäuser in Deutschland, die ein sehr gutes Überleitungsmanagement in den häuslichen Bereich haben. Dort gibt es auch „Home-Carer", die in Kliniken ansässig sind und nichts anderes tun, als dafür zu sorgen, dass, wenn Patienten aus der Klinik in den häuslichen Pflegebereich überführt werden, alles reibungslos funktioniert.

Es gibt jedoch zwei völlig unterschiedliche Bereiche: den stationären und ambulanten. In der ambulanten Betreuung ist außerhalb der SAPV meist kein Fallmanager greifbar. Wer könnte es an dessen Stelle sein? Es ist zumindest in der Theorie eine klassische Aufgabe des Hausarztes, doch verfügen Hausärzte dazu über ein ausreichendes Wissen?

Es gibt viele Mediziner, die taub sind, wenn es um die Therapiezieländerung und die notwendigen Hilfen geht, um das, was man tun kann, wenn der Tod naht. Vielleicht auch, weil der Arzt per se ausgebildet wird, zu heilen oder wenigstens zu lindern. Zudem liegt es nicht im Interesse der Kassen und Pflegeeinrichtungen, dieses Problemfeld ausreichend publik zu machen und ihrerseits die Ärzte zu informieren, dass es Ansprüche geben könnte.

Den Pflegekassen ist jedoch im SGB XI sogar vorgeschrieben bzw. es ist dort vorgesehen, dass man alle sechs Monate, wenn man zuhause täglich die Angehörigen pflegt, Beratung und Hilfe in Anspruch nehmen muss.

Wenn die Pflegekraft erkennt, dass kein palliativer Bedarf besteht, müsste sie eigentlich die Verpflichtung haben zu sagen: „Jetzt setzen wir uns einmal in Ruhe zusammen und reden vorausschauend darüber, was da noch passieren könnte, um für diese Situationen gewappnet zu sein." Diese Verpflichtung sollte genauso auch für den Arzt bestehen, denn umso mehr zur Information verpflichtet und auch qualifiziert sind, desto einfacher wird es.

Woher kommt das: „Wir müssen wieder lernen, nicht wegzuschauen?"

In ländlichen Gegenden gibt es noch alte Dorfkirchen, dort ist der Friedhof um die Kirche herum angelegt, die Leute gehen sonntags noch in die Kirche und sind dann zugleich ihren verstorbenen Angehörigen „begegnet". Als Kind hat man mit Sicherheit erlebt, dass im Haus jemand gestorben ist. Und der Leichnam war auch im Haus aufgebahrt. Das alles ist heute „outgesourcet", Verstorbene lässt man möglichst schnell vom Bestatter abholen, und deshalb ist der Umgang mit dem Sterben und noch weniger dem Verstorbenen nicht mehr vertraut. Die Angst davor steigt wie vor allem, mit dem ich nicht vertraut bin. Unkenntnis macht Angst.

Dazu kommt der sicher gutgemeinte Gedanke aus der Medizin: Wir können ganz viel heilen; und Sterben ist eigentlich nur noch ein Unfall, nicht mehr etwas Sicheres im Leben.

Auf der anderen Seite gibt es schon viele Pflegefälle in der Familie und natürlich auch zunehmend Menschen ohne Familie in Pflegeeinrichtungen; der demografische Wandel führt geradewegs dazu. Genau deswegen ist ein Wissen um die unterstützenden Möglichkeiten wichtig!

Zusammenfassung/Kernaussagen

Eine Problematik ist, dass ein Patient häufig schon Pflegeleistungen erhält, aber noch nicht die palliativpflegerischen oder medizinischen Maßnahmen. In der Praxis kommt erst der Antrag nach dem SGB XI und dann die SAPV-Leistung.

Die Gesprächspartner sind und bleiben nicht nur Objekte in Form eines Sozialleistungsträgers, sondern sterbende Menschen.

Das Selbstbestimmungsrecht des Menschen wird immer wieder begrenzt durch Regelungen von Sozialleistungsträgern. Man bestimmt nicht selbst darüber, sondern eine ganze Reihe von Fachleuten, die Leistungen zuweisen, zugestehen oder nicht zugestehen.

Wenn es allerdings zwei gesetzlich mögliche Leistungen gibt, dann kann man auch u. U. die Selbstbestimmung anders handhaben. Dann gibt es ein anderes Spektrum. Dann ist man entscheidungsfähig.

Man muss unterscheiden zwischen den Bedarfen, die durch Sozialleistungen abgedeckt sind, und Bedürfnissen, die zwar menschlich verständlich sind, aber keine Leistungspflicht beinhalten. Die Lücke gilt es zu schließen, was nur über ehrenamtliche Arbeit und Spenden gelingt.

Sterben ist nicht eingeübt. Bei einem Sterbenden hat man es immer mit einer Ausnahmesituation im Leben zu tun und nicht mit einem Regelfall.

Notwendige Hilfen für sterbende Menschen scheitern häufiger daran, dass sie nicht beansprucht werden, als an sozialrechtlichen Problemen.

Wir haben nicht unbedingt nur eine rechtliche Lücke. Wir haben vor allen Dingen und primär eine erhebliche Informationslücke, nicht nur der Patienten und Zugehörigen, sondern leider meist auch der Ärzte, Pflegender und vieler anderer Beteiligter. Das überbrücken kann neben dem SAPV-Team im stationären Bereich ein gutes Überleitungsmanagement, und im ambulanten Bereich ein gut informierter Hausarzt.

2. Workshop: Sozialmedizinische Sicht

Dr. med. Joan Elisabeth Panke

Zielsetzung

Der Schwerpunkt des Workshops war primär die Begutachtungsanleitung des MDK. Allerdings zeigte sich schnell, dass auch hierzu Fragen immer von den Problemen der täglichen Umsetzung überlagert werden.

Die Begutachtungsrichtlinie ist auf Bundesebene verpflichtend für jeden, der im MDK mit den Krankenkassen kommuniziert, oder umgekehrt, wenn die Krankenkassen Fragen an den MDK haben. Sie ist damit für den MDK und die Krankenkassen bundesweit gleichermaßen verbindlich und wirkt sich auf die Zusammenarbeit mit einer Krankenkassen aus, was mittelbar Auswirkungen auch auf deren Arbeit hat. Es wird damit bezweckt, ordnend einzuwirken.

Es bleibt nun abzuwarten, ob sich dies so realisieren lässt, wenn die Begutachtungsanleitung auch genügend bekannt geworden ist. Gelingt dies nicht, könnten noch andere Veränderungen erforderlich werden.

Inhalt

Inhalt und Einteilung der Richtlinie

Die Begutachtungsanleitung teilt sich in zwei Bereiche:

- einen Teil A, in dem es nur um die SAPV geht, und
- einen Teil B, der die Versorgung in stationären Hospizen betrifft.

Diese Unterscheidung wurde vorgenommen, da einige Gutachter sich fast nur mit Fragestellungen zur SAPV beschäftigen, andere fast nur mit solchen stationärer Hospize. Damit trägt die Differenzierung wesentlich zur Klarheit und Vereinfachung der Bearbeitung bei.

Durch die teilweise Überlappung der Themen entsteht gleichzeitig ein guter Überblick. Der Spitzenverband der Gesetzlichen Krankenkassen hat das Papier gemeinsam mit dem MDK konsentiert. Es wurde damit vom MDK herausgegeben, vom Spitzenverband aber als eine verbindliche Richtlinie erlassen.

Zunächst werden die rechtlichen Grundlagen dargestellt. Danach folgt eine Erläuterung der Kriterien und Maßstäbe zur Begutachtung. Hierbei wird genauer ausgeführt, wann und in welchen Konsultationen entschieden wird und welches die Anspruchsvoraussetzungen sind. Es wird auch die Begutachtungsrichtlinie des G-BA erklärt, weil auch diese für Gutachter verbindlich ist.

Die jetzt herausgegebene Begutachtungsrichtlinie betrifft alle gesetzlichen und untergesetzlichen Regelungen. Das heißt, es können damit Erläuterungen zu den Begutachtungen nachgeschlagen werden, wobei die Paragraphen verständlich erklärt werden, ebenso wie die Krankheitsstadien, wie eine mögliche Überlebensspanne einzuschätzen ist, und dass bei Kindern die mögliche Überlebensspanne nicht so begrenzt gesehen werden kann.

Zur Versorgung von Kindern wird zudem in einem gesonderten Kapitel die Expertise von palliativ tätigen Pädiatern eingebracht. Die Empfehlungen für Kinder und Jugendliche werden ebenfalls gesondert erklärt – deswegen die Anmerkung an anderer Stelle: „Siehe bezüglich der Besonderheiten für Kinder und Jugendliche Kapitel 2.4".

Trotz des auf den ersten Blick beträchtlichen Umfangs ist die Begutachtungsanleitung damit sehr kompakt. Symptome werden Gutachtern erläutert, z. B. die Bedeutung von Schmerzen. Es gibt Schmerztypen, wie etwa neuropathische Schmerzen, die therapeutisch/medikamentös schwer in den Griff zu bekommen sind – dass man mit Analgetika behandeln muss, wird hier nicht fachspezifisch ausgeführt, aber inhaltlich erwähnt. Die Anleitung ist kein Lehrbuch, sondern eine praxisnahe Anleitung für die Krankenkassen.

Zusätzlich soll noch ein Studienheft herausgebracht werden. Darin werden Fallbeispiele aus der täglichen Praxis aufgezeigt. Beispiele aus der Fachpraxis können hierfür gerne eingereicht werden, um damit die Relevanz der Anleitung kontinuierlich zu verbessern.

Ein gesondertes Kapitel beschreibt die ausgeprägten neuropathischen oder psychiatrischen Symptome. Zu allen Feldern, die von den Ärzten angekreuzt werden sollen, wird erklärt, was im Einzelnen noch zusätzlich zu beachten sein kann. Es ist wichtig für die Gutachter, dass auf dem Muster 63 auch tatsächlich bei den Anträgen die Probleme und Symptome genannt werden, weil sie sich nur so ein korrektes Bild von der Schwere der Erkrankung machen können.

Prinzipiell weiß jeder, was etwa „exulzerierende Tumoren" sind, aber es wird hier nochmals genau ausgeführt und erklärt, was darunter im Rahmen der SAPV-Begutachtung wichtig ist. Auch „sonstige ausgeprägte Symptome" werden ausgeführt.

Vor dem Hospizteil kommen Abschnitte zu „Beratung", „Koordination", „additiver Teilversorgung", „Vollversorgung".

Sehr sinnvoll wäre es, auch den Hausärzten verständlich zu kommunizieren, worauf es bei der Verordnung nach Muster 63 ankommt. Hier bestehen noch sehr große Defizite in der Praxis, teils wegen der Komplexität der möglichen Bedarfe, teils weil Begriffe verschieden interpretiert werden.

Ein Beispiel aus der Praxis:

Frau K., Hospizkoordinatorin, war schon zu Beginn in die SAPV-Verhandlung eingebunden. Somit konnte sie schnell eine gute Expertise zu den formellen Notwendigkeiten entwickeln. Da sie meist die erste zusätzliche Fachkraft zum Hausarzt in den Familien war und ist, kann sie die Bedarfe selber gut abschätzen, mit den formellen Notwendigkeiten abgleichen und im Vorfeld dem Verordner Empfehlungen geben, wobei bei der Verordnung das Muster 63 beachtet werden sollte.

Solch eine Lotsenfunktion ist somit auch bei der Verordnung selber sinnvoll, nicht nur bei der Versorgung danach. Ein Verordner, der nur wenige Muster 63 pro Jahr ausstellt, kann kaum in die Lage versetzt werden, alle Möglichkeiten ausreichend zu überblicken und auszuschöpfen. So können Nachfragen vermieden und Wege beschleunigt werden.

Dabei ist es für den Verordner wichtig zu wissen, welche Leistung SAPV überhaupt umfasst. Primär wurden Anleitung und Richtlinien für MDK und Krankenkassen erstellt. Wenn sie auch Hausärzten bekannt sind, sind Verständnis und Nachvollziehbarkeit wesentlich größer, was der Patientenversorgung direkt zugutekommen kann.

Zur Anleitung gibt es ein Rundschreiben vom GKV-SV *(zu finden im Internet durch Suche nach den Begriffen: Begutachtungsanleitung; SAPV; MDS)*. Dazu wird sie jetzt in Veranstaltungen wie dieser publik gemacht. Gerade auch durch die Charta zur Betreuung Schwerstkranker und sterbender Menschen besteht eine gute Möglichkeit, die Informationen weiterzuverbreiten und sie mit vereinten Kräften zu multiplizieren.

Ein weiterer guter Multiplikator sind regionale SAPV-Hospiz-Konferenzen, zu denen Kliniker, Niedergelassene und auch Palliative-Care-Teams eingeladen werden und auf denen ausgetauscht wird, was jeder macht und braucht. Ein sinnvolles Intervall für diese Treffen sollte einmal pro Quartal sein. Aber auch hier entstehen Kosten, für die es bisher keine Finanzierung durch die GKV gibt. Dies kann sich nun ändern, gerade vor dem Hintergrund der breiten „Sterbehilfe"-Diskussion. Im Chartaprozess in AG 2 und AG 3 wird derzeit diese Thematik aufgegriffen, um praktisch die Inhalte darüber zusammenzufassen, was solche regionalen Verbunde brauchen und sollen.

Gerade auch in Bezug auf die Schnittstellen als ganz zentralem Punkt in der Versorgung ist der Städte- und Gemeindetag mit „im Boot". Es ist nicht nur eine Angelegenheit der GKV, sondern auch der regionalen Politik, die sich darum zu kümmern hat.

Positionen der Workshopteilnehmer

Es folgt eine exemplarische Darstellung einiger im Workshop dargestellten Positionen:

Geschäftsführender Mitarbeiter des SAPV-Teams Schwalm-Eder

Der Schwalm-Eder-Kreis ist flächenmäßig sehr groß, sodass man schon bis zu zwei Stunden mit dem Auto unterwegs sein kann von einem Patienten zum nächsten, dort haben wir uns als Netzwerk zusammengefunden, gewissermaßen als Pflegedienste und Hausärzte. Und so hat unsere Arbeit mit einem Vertrag begonnen. Nun darf das nicht mehr sein, wir dürfen also kein Kooperationsmitglied sein, sondern kooptiertes Mitglied, und wir müssen auf Honorarbasis tätig sein.

Unsere Not ist, dass ein Versorgungsvertrag, so wie er jetzt gewünscht wird, für ein Netzwerk, mit dem wir den Schwalm-Eder-Kreis gut abgedeckt haben, den Netzwerkgedanken als solches unmöglich macht.

Die Befürchtung ist, dass wir jetzt ein hauptamtlicher Verein werden, uns dann beschränken auf drei bis vier Hauptamtliche und die Finanzierung eines vollwertigen SAPV-Teams im Verhältnis zur Pflege dabei fraglich bleibt. Es wird auch zum Verlust von Hausärzten kommen, die bisher da mitgemacht haben.

Wir waren ein Verein, in dem jeder Mitglied werden konnte. Das Problem ist jetzt, dass wir praktisch gezwungen werden, um einen Versorgungsvertrag zu bekommen, z. B. eine GmbH zu gründen. Ein Kostenträger wird also keinen Versorgungsvertrag mit einem Verein machen. Das heißt, wir müssen uns gerade auch neu aufstellen und eine hauptamtliche Struktur aufbauen.

Der Hausarzt sagt das Gleiche: „Wie soll ich da mitmachen, wenn ich am nächsten Tag wieder 150 Patienten versorgen muss?"

Das dargestellte „Idealbild" funktioniert vielleicht in der Stadt, aber nicht in einem Flächenlandkreis wie Schwalm-Eder. Dabei sind wir stolz auf das, was wir in zwei bis drei Jahren aufgebaut haben. Wir werden jetzt mit dem SAPV-Team natürlich die Selbständigkeit anstreben. Aber es besteht schon ein ernstes Unbehagen, dass wir die bisher mögliche flächenmäßige Versorgung nicht mehr gewährleisten können. Es ist jetzt verbindlich normiert, was ein SAPV-Fall ist, während er zuvor noch ohne Verbindlichkeit definiert war. Wir können mit den neuen Gegebenheiten umgehen, aber die Musik spielt nicht bei uns, sondern bei denen, die danach kommen.

Vertreter des Bundesverbandes der Ersatzkassen im Kompetenzzentrum

Wir hatten eine sehr spezifische Entwicklungsgeschichte, wir haben verschiedene Kerne gebildet, eine Art „Teilteams". Mindestens einmal pro Woche sind wir zu Besprechungen zusammengekommen, damit wir nicht aus Pseudoteams bestehen, sondern echte Teams darstellen.

Für den Hausarzt ist es ja wichtig, zu wissen, welche Leistung SAPV ist. Das Problem dabei ist: wir haben 2001/2002 mit der kassenärztlichen Vereinigung einen Vertrag abgeschlossen, dass die Palliativpatienten zuhause versorgt werden. Die Vereinbarung hat sich letztlich nicht bewährt, sie ist daher auch nicht bekannt geworden.

Dann ist ein weiteres Problem, das Konzept mit den Teams wieder aufzuheben, und zu sagen: erledigt das Vertragliche über die Kassenärztliche Bundesvereinigung. Deswegen ist es wichtig, dass die Teams, die unter Vertrag sind, auch echte Teams sind. Wir sind also dabei zu sehen, dass wir ordnungsgemäße Teams haben. Wir als Kassenseite lassen uns gern auf Billigmodelle ein, wenn sie angeboten werden, weil wir sagen, die andere Seite hat die Verantwortung, wir schieben ein bisschen Geld rüber und die machen das dann.

Wir haben in Hessen auch vor, regionale SAPV-Hospiz-Konferenzen einzurichten, zu denen man praktisch aus den Krankenhäusern, die Niedergelassenen und auch die Teams einlädt und berichtet, was jeder Teilnehmer macht.

Wir sind auch im Rahmen der Charta am Gestalten, gerade auch in Bezug auf die Schnittstellen, das ist ein ganz zentraler Punkt in der Versorgung.

Allgemeinmediziner, Partner im SAPV-Team Schwalm-Eder

Durch die Änderung kann es schwierig werden, das überhaupt bis zum 1. Januar unterschriftsreif vertraglich abzusichern. Selbst die Consultingfirma ist daher vorsichtig. Die sagen, wir könnten euch jetzt vorbereiten, aber ob das akzeptiert wird, ist eine zweite Frage.

Außerdem können wir vielleicht mit Mühe einen unserer Kollegen als Hauptamtlichen auswählen. Zu sagen, ob das als ein System funktioniert, ist schlichtweg nicht möglich. Wenn wir wirklich den Versorgungsauftrag bekämen, können wir nicht sagen: die Hälfte vom Schwalm-Eder-Kreis können wir bedienen, den Rest nicht. Und es könnte auch dazu führen, dass einige Kollegen abspringen, und wenn nur noch vier übrig sind, ist das System gestorben.

Eine Idee wäre, beim Roten Kreuz als Juniorpartner zu bleiben, sodass wir die Struktur aufrechterhalten als Versorgung und dann dort mitarbeiten. Aber das ist nicht mehr gewollt. Man hat uns einen neuen Versorgungsauftrag gegeben in dem Glauben, dass wir das alles hinbekommen, aber das sehe ich noch nicht.

Team Schwalm-Eder-Kreis, Koordinatorin

Auch dann, wenn der Verein sich auflöst und eine GmbH gegründet wird, muss weiter die Pflege und auch die ärztliche Seite koordiniert werden. Ich muss jetzt auch meinen Dienstplan mit den Pflegediensten absprechen, daher wird sich da nicht viel ändern.

Vertreterin Hospizinitiative im Ried

Ich hatte ganz schnell, weil wir ein Team in Bensheim haben, die Verordnung nach Muster 63 in der Tasche. Und oft war ich als Erste in den Familien im Einsatz und habe gesagt: da wird mehr gebraucht. Und dann kam eine Überweisung – alles Mögliche, das Feld ist groß. Und ich bin selbst betroffene Familienangehörige, mein Mann bekam vor vier Jahren die Diagnose Lungenkrebs. Ich habe die Verordnung unserem Hausarzt gebracht und habe ihm gesagt, was er ankreuzen soll.

So war ich unterwegs, nicht nur für mich persönlich, sondern auch für die Patienten. Im Laufe der Jahre ist es besser geworden. Die Ärzte haben mittlerweile diese Verordnungen, sie füllen sie aus, und wenn dann noch was fehlt, weiß ich von meinen Kolleginnen, dass sie gezielt nachfragen.

Zusammenfassung

Die Begutachtungsanleitung SAPV und stationäre Hospizversorgung gilt bundesweit und ist verbindlich für die medizinischen Dienste der Krankenkassen und alle gesetzlichen Krankenkassen, also unabhängig von Krankenkassenart und Bundesland der Begutachtung. Die Begutachtungsanleitung dient somit der einheitlichen Begutachtung bei Fragestellungen in der spezialisierten ambulanten Palliativversorgung und der stationären Hospizversorgung.

Voraussetzung für die Begutachtung ist eine Verordnung von SAPV durch den Hausarzt oder Facharzt. Die Informationen der Ärzte auf dem Verordnungsformular „Muster 63" sind eine wichtige Informationsgrundlage für die Begutachtung. Insofern kommt dem vollständigen und korrekten Ausfüllen des Verordnungsformulars eine besondere Bedeutung für die Begutachtung zu.

Sehr sinnvoll wäre es, auch den Hausärzten verständlich zu kommunizieren, worauf es bei der Verordnung nach Muster 63 ankommt. Hier bestehen noch sehr große Defizite in der Praxis, teils wegen der Komplexität der möglichen Bedarfe, teils weil Begriffe verschieden interpretiert werden.

Für den Verordner ist es wichtig zu wissen, welcher Leistungsumfang und welche Leistungsinhalte im Rahmen der SAPV erbracht werden können. Primär wurden Anleitung und Richtlinien für MDK und die gesetzlichen Krankenkassen erstellt. Wenn sie auch Hausärzten bekannt sind, sind Verständnis und Nachvollziehbarkeit wesentlich größer, was der Patientenversorgung direkt zugutekommen kann.

Ein Multiplikator sind regionale SAPV-Hospiz-Konferenzen, zu denen Kliniker, Niedergelassene und auch Palliative Care Teams eingeladen werden und bei denen sich über Bedarfe und die diesbezüglichen Möglichkeiten ausgetauscht werden kann.

Ein Versorgungsvertrag, so wie er jetzt im Schwalm-Eder-Kreis und teils anderswo gewünscht wird, kann in einigen Fällen, vor allem in ländlichen, „weitläufigen" Netzwerken, den Netzwerkgedanken unterlaufen. Das dargestellte „Idealbild" funktioniert vielleicht in der Stadt, aber nicht in einem Flächenlandkreis. Hierdurch kann es durchaus zum Verlust von Hausärzten in der Palliativversorgung kommen, die sich bisher engagiert eingebracht haben.

3. Workshop: Aus der Sicht der Pflege

Michaela Hach

Zielsetzung

Themen aus dem Bereich der Pflege, vor allem problematische Aspekte für in der Pflege tätige Personen in der ambulanten und stationären Versorgung, sollten in diesem Workshop näher beleuchtet werden. Fragen wie „In welchem Spannungsfeld befindet sich die Pflege bzw. auf welche Hürden treffen Pflegekräfte?“ wurden anhand eines konkreten Beispiels angesprochen und aus den unterschiedlichen Blickwinkeln beleuchtet.

Inhalt

Ausgangspunkt des Workshops war folgende, konkrete Patientengeschichte:

Der Patient wurde 1937 geboren, war verheiratet und hatte eine Tochter sowie eine diagnostizierte „Demenz“. Dieser Patient fiel auf durch lautes Schreien, sehr viel Unruhe, Nahrungsverweigerung, konfrontatives Verhalten, aber auch durch Konfabulieren. Er war bettlägerig, Pflegestufe 3. Der SAPV-Antrag war gestellt und die zunehmende Nahrungsverweigerung war ein schwieriges Thema. Dieser Patient wurde bereits durch mehrere Betreuungssysteme begleitet. Er war psychiatrisch versorgt, in einer speziellen Ambulanz angebunden, wo er mit dem Krankentransport hingebracht wurde. Die Ehefrau war Generalbevollmächtigte. Es gab eine Patientenverfügung und die Generalbevollmächtigung, die notariell beglaubigt war, und in der es diverse Äußerungen gab in Richtung palliative Versorgung und Leidensminderung, aber keine Maximaltherapiewünsche. Ein Hospizdienst wurde abgelehnt, obwohl er auch mehrfach schon von der niedergelassenen Hausärztin angeboten worden war. Die Hausärztin hatte sich zudem regelmäßig gut gekümmert und Hausbesuche gemacht. Der Patient ist dann, weil die Versorgung zuhause so intensiv und umfangreich wurde, nacheinander in zwei verschiedenen Pflegeheimen untergebracht worden. Dort gab es immer wieder kontroverse Auseinandersetzungen mit den Wünschen und Ideen der Ehefrau gegenüber dem Pflegeteam oder auch gegenüber den ärztlichen Behandlungen. Die Ehefrau zog dann mit ihrem Ehemann in ein betreutes Wohnen um und löste ihren Haushalt auf. Dort war eine Stabilisierung der Versorgung auch nicht möglich und die Ehefrau bezog wieder gemeinsam mit dem Patienten eine neue Wohnung. Dort gab es dann nacheinander sechs Pflegedienste, die sich immer wieder ablösten, gekündigt wurden. Dann gab es den Vorschlag der Hausärztin: „Die Erkrankung ist so weit fortgeschritten, nach meiner Einschätzung wäre jetzt SAPV-Bedarf gegeben“.

In der Kontaktaufnahme kam das Team zur Einschätzung, dass noch ein Therapiewunsch seitens der Ehefrau besteht. Die Patientenverfügung und Vorsorgevollmacht wurden von der Ehefrau nicht vorgelegt. Insofern ist es dann bei mehrfachen Beratungen geblieben, was die Ehefrau auch als Vertrauensverlust empfunden hat, sodass keine gute Grundbeziehung aufgebaut werden konnte. Dieses Team hat die Angelegenheit auch sozialrechtlich abklären lassen und mit den Kassen ein Gespräch geführt. Man hat beschlossen, dass es keinen SAPV-Bedarf gibt.

Der Patient wurde dann wieder zur psychiatrischen Ambulanz gebracht. Die Ärztin dort kam wiederum zu dem Schluss, dass aufgrund ihres psychiatrischen Fachgutachtens jetzt der SAPV-Bedarf und der palliative Krankheitsgrund gegeben sei und das SAPV-Team doch bitte diese Versorgungen leisten solle. Es gab natürlich lange einen Pflegedienst, es gab die diversen hauswirtschaftlichen Dienste, die generalbevollmächtigte Ehefrau und eine Tochter, die psychisch krank war.

Kurz vor Weihnachten war die Hausärztin zu einer Notfallbetreuung bei dem Patienten und wurde von der Ehefrau mit der Thematik konfrontiert, dass diese Belastung mit dem Schreien, der Nahrungsverweigerung, der Weigerung die Medikamente zu nehmen etc. sehr hoch sei. Also sprach sie die Themen an, die in der Palliativversorgung immer wieder auftauchen: Muss der Mensch bis zum Lebensende ernährt und Flüssigkeit substituiert werden? Die Hausärztin sagte daraufhin, dass dies nicht mehr ihr Thema sei, da es zur Aufgabe des SAPV-Teams gehöre. Dann kam das Pflegeteam, wurde mit den gleichen Fragestellungen konfrontiert und auch das Pflegeteam sagte, das ist Aufgabe des SAPV-Teams. Und die Ehefrau wartete, es geschah nichts und der Patient verstarb in dieser Rahmensituation.

Aus dem Blickwinkel der Ehefrau war es so, dass man ihren Mann nicht ausreichend versorgt hat. „Unterlassene Hilfeleistung“ stand hier im Raum. Das SAPV-Team nahm die Position ein, nicht informiert gewesen zu sein. Und was war mit dem Pflegedienst, der abgewartet hat, und die Position innezuhaben schien: „Das ist nicht unsere Aufgabe, wir haben im Prinzip nur die Körperpflege zu erfüllen, alles andere geht uns nichts an“?

Bringschuld

Daher die Frage: Wer hat hier die Bringschuld? Warum ist es zu den Umständen gekommen, in denen der Patient verstorben ist? Was sind die Kernprobleme bei diesem Beispiel?

Die Anwesenden waren sich einig, dass die geschilderte Situation in der alltäglichen Betreuung und Pflege nicht selten vorkommt. Von den Angehörigen selbst kann in einer solchen Situation schlecht abverlangt werden, dass sie sich selbstständig kümmern. Die Frage nach der Zuständigkeit scheint hier ein generelles Problem zu sein und damit auch die Frage nach der Zusammenarbeit der Leistungsbringer. Ein Rückzug auf die Aussage: „Wir sind nicht zuständig.“ entbindet nicht davon, dass man die Verantwortung hat, dann Leistungsbringer einzuschalten, die diese Zuständigkeit übernehmen können. Erforderlich ist es daher, eine Art „Netz“ aufzubauen aus Leistungserbringern, das die Angehörigen und betroffenen Patienten in jedem Fall abfängt. Dieses Netz sei aber von einer guten „Vernetzung“ der Beteiligten abhängig. Ein im Workshop geschildertes Beispiel:

Wenn die psychiatrische Institutsambulanz eine Anfrage hat, übernimmt diese auch einen Teil der Versorgung und Vernetzung. Es werden die Angehörigen eingeladen, sodass auch eine Kooperation mit dem Palliativ-Dienst erfolgt und dann eine interdisziplinäre Zusammenarbeit möglich ist: ein Behandlungsangebot, ein Versuch sich darauf einzulassen, aber auch dabeizubleiben. Das ist Management im ambulanten Setting, das muss man berücksichtigen. Tut man dies nicht, ist es ein Teil der unterlassenen Hilfeleistung.

Zwangskontext

Hierbei, so wurde eingeworfen, gehe es aber auch immer um den Kontext: Will jemand Hilfe annehmen oder möchte er sie nicht? Denn, so erklärte eine Teilnehmerin des Workshops, man sei kein zwangsbehandelndes Team und sehr sensibel, was das „Gewünscht-Sein“ anbelangt. Wenn man signalisiert bekäme, nicht der richtige Ansprechpartner zu sein, käme es einer Maßregelung des Menschen gleich, wenn man sagen würde: „Doch! Genau wir sind die Richtigen, wir kommen, wir machen und dann sehen wir, ob das gut gelingt mit dem Sterben“.

Es seien mehrere SAPV-Beratungen erfolgt im geschilderten Fall und das sei auch das alltägliche Werk des SAPV-Teams. Die Ehefrau hatte demnach eine Notfallnummer zuhause liegen, so die Teilnehmerin des Workshops, aber sie wollte sie nicht nutzen. Und wenn sie nicht diese Nummer wählen wolle, so hätte sie die 112 wählen können, das wäre die Alternative zum Palliativteam gewesen.

Ein anderer Teilnehmer gab zu bedenken, dass man immer in einem gewissen Zwangskontext arbeite, wenn es um diese Thematik ginge. Auch wenn nicht alle mit der Behandlung einverstanden seien, würden die vorhandenen rechtlichen Grundlagen gelten etwa durch eine Betreuung oder eine Generalvollmacht. In 90% seiner Tätigkeit, so der Workshopteilnehmer, arbeite er in ähnlichem Zwangskontext.

Die Frage, ob dieser Patient überhaupt ein Palliativpatient gewesen sei, wurde in den Raum gestellt. Das, so eine Workshopteilnehmerin, sei letztendlich auch das gewesen, weshalb im geschilderten Fall Beratungen stattgefunden haben. Auch dem SAPV-Team war hier scheinbar nicht ganz klar, wie dieser Patient einzuordnen sei, zumal „Schreien“, Nahrungs- und Flüssigkeitsverzicht bei an Demenz erkrankten Menschen im fortgeschrittenen Stadium nicht unbedingt einen palliativen Bedarf anzeigten. Der Pflegedienst habe auf der einen Seite intensiv aktivierende Pflege betrieben. Und da sei auch das SAPV-Team da gewesen, das dann letztendlich die intensive Versorgung zurückfahren wollte, um dem Sterbenden Raum zu geben und ihn gehen zu lassen. Das sei etwas, das man in der Palliativmedizin eigentlich häufig tut, so die Teilnehmerin: „lassen" und nicht „machen".

Und dann verstarb der Patient und der Vorwurf der Ehefrau stand im Raum: unterlassene Hilfeleistung. Dem Wunsch dieses Patienten, nämlich nicht mehr maximal therapiert zu werden, sei nicht nachgekommen worden, und man habe ihn nicht in Frieden und Würde sterben lassen. Sondern er ist „unter lautem Schreien verhungert und verdurstet" – so die Sicht der Ehefrau.

Was bedeutet Vernetzung?

Weiterhin ging es im Workshop um die zentrale Frage: Was bedeutet eigentlich Vernetzung in diesem Zusammenhang? Der Patient und seine Ehefrau waren, so Hach, im geschilderten Fall grundsätzlich vernetzt. Es waren viele Akteure vor Ort, der Pflegedienst drei bis vier, teilweise in mancher Situation auch fünf Mal täglich. Aber, so hielt ein anderer Teilnehmer dagegen, sowohl die Hausärztin als auch der Pflegedienst seien in der Verantwortung gewesen, beim jeweils anderen nachzufragen, wie es im Umgang mit der Angehörigen geht, wie man „weiterkommt" – sodass quasi nicht nur eine Bring-, sondern auch eine „Holschuld" bestünde:

Der Pflegedienst ruft die Ärztin an oder umgekehrt oder auch vielleicht das SAPV-Team oder den Hospizdienst; und wenn das Hospiz nicht gewünscht ist, dann kann man sich ehrenamtliche Kräfte holen. Vernetzung heißt auch: welche Bekannte gibt es denn im Kreis der Familie, die vielleicht einen guten Einfluss auf die Frau haben? Das ist Vernetzung, dass man wirklich versucht, das gesamte „Netz", was man hat, zu finden und jeden Ansprechpartner ausfindig zu machen.

Ein weiterer Teilnehmer empfand die Frau als vollkommen auf sich gestellt, also nicht „vernetzt" in der beschriebenen Situation – ein Umstand, welcher der fehlenden guten Beratung und wirklichen Unterstützung geschuldet sei. Dieser Umstand, so eine weitere Workshopteilnehmerin, habe dazu geführt, dass die Frau überfordert gewesen sei. Auch wenn auf der anderen Seite in der Patientenverfügung klar festgehalten wurde, dass der Patient keine lebenserhaltenden Maßnahmen wünscht. Das hieße auch, dass sich die Ehefrau gegen den Willen ihres Mannes gestellt habe, den sie eigentlich hätte vertreten müssen – daher dränge sich die Frage auf, wie weit sei sie dann überhaupt noch wirklich dieser Vollmacht gerecht geworden, die sie innehatte? Die Ehefrau sei immer wieder geflohen, sodass eine Vernetzungsstruktur gar nicht hätte aufgebaut werden können. Bei allem guten Willen könne eine Vernetzungsstruktur noch so gut durchdacht und geplant sein – wenn gar keine Hilfe gewollt sei, könne diese Struktur nicht greifen.

Was aber, so bliebe die Frage, sei nun „vernetzt sein“? Die Ehefrau war von vielen Leistungserbringern umgeben, viele Akteure, die vor Ort waren – der Pflegedienst, der mehrfach tätig war, die Hausärztin, das SAPV-Team, aber auch noch viele private, hauswirtschaftliche Hilfspersonen. War sie, angesichts all dessen, wirklich vernetzt?

Prinzipiell, so eine Teilnehmerin, sei dies zu bejahen, die Ehefrau hätte die Hilfe nur annehmen müssen. Vernetzung bedeute aber eben auch, so ein weiterer Workshopteilnehmer, in einen direkten Austausch zueinander zu treten. Als Beispiel:

Im psychiatrischen Setting werden Helferkonferenzen abgehalten. Man versucht, so viele beteiligte Personen wie möglich an einen Tisch zu kriegen, damit die Vernetzung sichtbar ist. Das passiert also in einem richtig guten Vernetzungssystem. Allerdings wird der dafür benötigte zeitliche Aufwand nicht immer für alle vergütet, was sicher problematisch ist. Dabei gibt es auch die Möglichkeit der telefonischen Vernetzung, z. B. mit den Pflegediensten.

Die Frage, so Hach, bliebe aber: War ein Netzwerk für die Frau sichtbar? Man solle sich vorstellen: 24 Stunden liegt da der hilflose Mann und schreit. Alle Dienstleister kommen und gehen und können sich dem wieder entziehen, aber die Ehefrau muss bleiben und aushalten. Wie würde man als Angehöriger damit umgehen, zumal die Professionalität nicht gegeben ist? War diese Frau also wirklich vernetzt?

Prinzipiell seien die Beratungsgespräche so abgelaufen, wie sie vorgeschrieben seien. Es stelle sich auch immer wieder das zentrale Problem, warum in mehreren Beratungen die Patientenverfügung nicht aufgegriffen, eingesehen, besprochen wurde. Das Prozedere selbst zeige, dass die Ehefrau diese nicht preisgeben wollte, vermutlich, weil dort etwas enthalten war, was die Ehefrau nicht haben wollte – nämlich, dass vielleicht doch in diesem Zustand der Tod eintreten darf. Man erlebe tagtäglich, dass die Kinder oder der Partner denken, man muss doch alles tun. Hier bedeutet SAPV-Beratung auch, zu dolmetschen und zu fragen, was ist der Wunsch des Patienten oder was für Ängste bestehen?

Es gebe aber immer wieder derartige Fälle, da käme es nicht bis zu diesem Punkt, da sei die „Tür nur ein Spalt offen“, sodass man nicht reinkommt, oder sie würde erst gar nicht aufgemacht. Aber abgesehen von den Verantwortlichkeiten des SAPV-Teams, so ein anderes Argument, seien auch die zwei Pflegeheime in der Verantwortung gewesen, genauso wie der Hausarzt.

Abgrenzungen zur Pflege

Damit tauche auch wieder die Frage danach auf, wo die Abgrenzungen für die Pflege seien, da sich die Pflege genau in diesem Spannungsfeld befinde. Hätte das nicht die Ressource eines Pflegeheimes oder in einem betreuten Wohnen sein können? Hätte das nicht die Ressource in Pflegediensten sein können? Wie ermittelt sich der Bedarf von pflegenden Personen ohne Einbeziehung der Patientenverfügung? Ein zentrales Problem sei, dass die Ehefrau nicht informiert wurde: Sie wusste nicht, was Nahrungs- oder Flüssigkeitsverzicht ist. Sie wurde nie informiert über den Vorgang des Sterbens und dass man auf die individuelle Symptomatik achten muss. Für die Ehefrau sei immer das Gefühl dominant gewesen: Da verhungert und verdurstet jemand und ich unterlasse etwas und ich möchte per se nicht daran schuld sein, dass dieser Mensch stirbt.

Die Frage bliebe, warum keiner die Patientenverfügung eingefordert habe, weder das Pflegeheim noch nachfolgende Dienstleister – vielleicht wieder ein Zeichen davon, dass keine Vertrauensbeziehung hergestellt werden konnte. Die Beziehungsarbeit sei das A und O, es habe schlicht keine professionelle Beziehungsarbeit gegeben.

Ein weiteres Problem, so ein Teilnehmer des Workshops, sei aber auch das Denken und Handeln im Sinne von: „Die Verantwortlichkeit hört an der Bettkante auf." Was danach passiere, wenn jemand aus dem stationären in das ambulante häusliche Setting gehe, werde überhaupt nicht bedacht oder nachgehakt, da sei der Angehörige erneut allein auf sich gestellt. Im stationären Bereich könne es auch, wie in diesem Fall geschehen, zu Diskrepanzen zwischen den Zielen der Institution und des Angehörigen kommen:

Der Punkt im stationären Bereich war, dass der Patient in seiner Demenz sehr konfrontativ war: ein besonderer Aufwand gerade für die Pflege. Der Wunsch der Pflegeheime war, diesen Menschen zu sedieren, und da sagte die Ehefrau, dass sie das ihrem Mann nicht zumuten möchte. Diese Konfrontation führte dazu, dass man der Ehefrau und dem Patienten kündigte – sie verließ die Heime nicht freiwillig, sondern man hatte ihr gekündigt, weil sie sich nicht auf die Sedierung dieses aufwändigen Patienten in den Pflegeheimen eingelassen hat. Und da muss man genau hinschauen, was das für diese Frau bedeutet hat: Immer wieder ein Vertrauensverlust. Man hat sie nicht gehört in ihrer Fürsorge und Verantwortung ihrem Mann gegenüber.

Im Sinne der Vernetzung, kommentierte ein Workshopteilnehmer, habe schlicht gefehlt, sich zusammenzusetzen und die unterschiedlichen Wahrnehmungen auszutauschen: Ist ein kurativer Ansatz gewünscht oder doch eher ein palliativer? Wie sieht das der Pflegedienst? Das sei „vernetzen", mit dem entscheidenden Punkt, dass die Verantwortlichkeit nicht aufhöre, auch wenn sie zunächst an einen anderen Leistungsbringer delegiert wird. Dass dieses Denken noch nicht etabliert sei, läge auch daran, dass noch sehr „sektoral" gedacht werde. Vernetzung bedeute eben nicht, Verantwortung abzugeben, sondern als Team gemeinsam Verantwortung zu tragen.

Eine weitere zentrale Frage sei, welche Handlungskompetenzen Pflege auch in ihrem Ansatz habe, aktivierend pflegen zu müssen und zu können. Schließe palliative Pflege aktivierende Pflege aus?

Das sei patienten- und situationsabhängig, so die Antwort einer Teilnehmerin aus der Pflege. Prinzipiell sei in der Pflege alles kein Problem, wenn es gut dokumentiert und nicht gegen den Patientenwillen durchgesetzt würde, denn: Das letzte Wort habe der Auftraggeber bzw. der Patient selbst. Das Wesentliche sei dann, die Patientenverfügung zu achten, einen Hilfeplan zu erstellen, klare Absprachen zu finden und in kritischen Patienten-/Angehörigensituationen „an einem Strang zu ziehen".

Zusammenfassung/Zentrale Aussagen

Verantwortung

Ein Rückzug auf die Aussage: „Wir sind nicht zuständig." entbindet nicht davon, dass man die Verantwortung hat, Leistungsbringer einzuschalten, die diese Zuständigkeit übernehmen können.

Die Verantwortlichkeit sollte nicht „an der Bettkante" enden, sondern der Übergang vom stationären in den ambulanten Bereich und andersherum muss fließend sein.

Vernetzung bedeutet eben nicht, Verantwortung abzugeben, sondern als Team gemeinsam Verantwortung zu tragen.

Es existiert nicht nur eine Bring-, sondern auch eine „Holschuld".

Zwangskontext

Ein gewisser Zwangskontext ist immer gegeben. Auch wenn nicht alle mit der Behandlung einverstanden sind, gelten die vorhanden rechtlichen Grundlagen, etwa durch eine Betreuung oder eine Generalverfügung.

In der palliativen Versorgung gehört es auch mit dazu, etwas zu „lassen" und eben nicht zu „machen".

Das letzte Wort hat der Auftraggeber bzw. der Patient selbst.

Vernetzung

Die Leistungserbringer müssen ein „Netz" aufbauen, das die Angehörigen und betroffenen Patienten in jedem Fall einbezieht und abfängt.

Diese Zusammenarbeit ist von einer guten Vernetzung abhängig.

Solche Vernetzung heißt auch, dass man versucht, das gesamte Netz, das man hat, zu kennen und jeden Ansprechpartner ausfindig zu machen.

Bei allem guten Willen kann jedoch eine Vernetzungsstruktur noch so gut durchdacht und geplant sein – wenn gar keine Hilfe gewollt ist, wird diese Struktur nicht greifen.

4. Workshop: Besonderheiten in der Palliativversorgung von Kindern

Dr. med. Sabine Schraut

Zielsetzung

In diesem Workshop ging es um die Besonderheiten in der palliativen Versorgung von Kindern.

Wie finanzieren sich welche Leistungen?

Welche Probleme gibt es in der palliativen Versorgung schwerstkranker Kinder?

Wo gibt es Regelungsbedarf?

Inhalt

1. Klärung einzelner Aussagen des Vortrages
2. Angebote eines Kinderhospizes und deren Finanzierung
3. SAPV-Verordnung
4. Allgemeine Aspekte zur Palliativversorgung von Kindern und Jugendlichen
5. Lebensverlängerung um jeden Preis versus aktive Sterbehilfe
6. Ambulante Kinderkrankenpflege und Palliativpflege

1 Klärung einzelner Aussagen des Vortrages

Der im Vortrag beschriebene Urlaub der Familie in Kroatien war keine Leistung des Hospizes im eigentlichen Sinne. Da die Familie in den Urlaub fuhr, wurde der Hospizaufenthalt natürlich beendet und somit keine abrechenbare Leistung erbracht. Die beschriebene Telefonhotline war eine rein ehrenamtliche Leistung.

Und die grundsätzliche Einstellung, ein Kind, das mit Trisomie 18 geboren wird, ab Geburt in palliative Betreuung zu nehmen, rechtfertigt sich damit, dass das Kind lebend geboren wurde und zu erwarten ist, dass es nur sehr kurze Zeit leben wird.

Das Anrecht auf Leistungen ist hier besonders individuell zu begründen. Es spielt in solchen Fällen die eigene Einstellung der jeweiligen Akteure eine große Rolle. Die Verantwortlichen müssen sich sehr individuell auf das einlassen, was die Familie möchte, was sie an Leistungen braucht oder auch über welche Zeiträume sie das möchte. Das entspricht natürlich nicht dem, was im SGB und den bisherigen Richtlinien festgelegt ist.

2 Angebote eines Kinderhospizes und deren Finanzierung

Was ist das: Urlaub im Hospiz?

„Urlaub im Hospiz" ist keinesfalls wie selbstgewählter Urlaub auf dem Bauernhof. Es entsteht leicht das Gefühl einer Luxusversorgung. Das ist es aber in keiner Weise, wie man aus dem Folgenden entnehmen kann.

Ein Kinderhospiz ist auch zuständig – im Gegensatz zu den Erwachsenenhospizen – für die Betreuung der Familie, der Geschwister und der Eltern, was auch expressis verbis in der Rahmenvereinbarung benannt wird, ebenso, dass entsprechende Möglichkeiten vorzuhalten sind (z. B. dass auch im Hospiz Eltern mit aufgenommen werden können). Wie das umgesetzt und finanziert werden soll, ist jedoch nicht eindeutig geklärt..

Ein Kind mit einer lebensverkürzenden Diagnose kann entweder ein Kind mit einer Krebserkrankung sein oder – was sehr viel häufiger vorkommt – ein Kind mit einer neurologischen Erkrankung. In der Regel geht es also um schwerstbehinderte Kinder, die eine hochintensive Pflege benötigen, die Störungen im Schlaf-Wach-Rhythmus haben, mit anderen Worten: die Eltern, die diese Kinder zu betreuen haben, schlafen nicht regelmäßig und immer viel zu wenig. Ein Entlastungsaufenthalt im Kinderhospiz kann und soll damit das Kind und die Eltern entlasten. Für Eltern ist es eminent wichtig, eine Woche lang schlafen zu können, ohne durch Alarme eines Monitors zehn Mal pro Nacht geweckt zu werden und aufstehen zu müssen.

Das Problem vonseiten der Krankenkassen ist die stete Bewegung in einer Grauzone. Genau diese Leistung gerade bei Kindern, im Kinderhospiz auch für die Betreuung der Familie, damit sie sich dringend notwendige drei Wochen Auszeit nehmen kann, ist eigentlich keine Leistung der Krankenkasse. Die Notwendigkeit ist keine Frage. Die Leistung ist aber im Gesetz nicht vorgesehen. Und die Kassen müssen natürlich auch den Aspekt im Auge haben, dass sie hier über Gelder der Solidargemeinschaft aller Beitragszahler entscheiden,

Entlastungsaufenthalte im Kinderhospiz, wie es auch im Begutachtungsleitfaden vom MDS jetzt beschlossen worden ist, sind dringend notwendig. Man hat schon einen Konsens mit der Möglichkeit der Entlastungspflege bei einer lebensverkürzenden Diagnose, zurzeit für 4 Wochen im Jahr, finanzierbar durch und auch vorgesehen für alle gesetzlichen Kassen.

Zum Vergleich: Kuren zum Erhalt der Arbeitsfähigkeit oder zur Verhinderung der Verschlimmerung einer Erkrankung gelten prinzipiell als sinnvoll und können eine Leistungspflicht sein.

Oft erhalten die Familien für ihr Kind bereits die Pflegestufe II oder sogar III, weil es einen erhöhten Pflegebedarf hat. Das wiederum kollidiert dann mit anderen SGB-V-Leistungen. Bei einem Erwachsenen z.B. muss die Pflegeleistung gekürzt werden, wenn Hospizaufenthalte für Entlastung sorgen. Für Familien, die ihr Kind während des Hospizaufenthaltes begleiten und betreuen, kann dies zu erheblichen Schwierigkeiten führen.

Anmerkung für die Gesetzgebung: Auch hier muss die Definition der Besonderheiten von Kindern konkreter werden. Die unterschiedlichen Finanzierungsmodelle aus den SGBs müssen angepasst werden.

Entlastung als Sekundärprophylaxe

Die Kinderhospize unterscheiden sich in Konzept, Schwerpunkt und Organisation grundlegend voneinander und sind nicht vergleichbar. Prinzipiell bietet ein Kinderhospiz jedoch immer beide Möglichkeiten: Hospizpflege in der Lebensendphase und Entlastungsaufenthalt für die ganze Familie oder für das erkrankte Kind alleine zur Entlastung der Familie. Aber wer zum Sterben kommt, der kommt nicht zur Entlastung. Inhaltlich ist es so, dass die Familien, die häufig zu Entlastungsaufenthalten kommen, auch oft die sind, die in der Lebensendphase das Hospiz aufsuchen.

Dieser Verlauf bildet einen psychosozial sehr wichtigen Aspekt eines stationären Kinderhospizes ab:

Die Familie kommt mit ihrem schwerkranken Kind. Sie lernt zunächst kennen, was diese Entlastung bedeutet. Dann lernt sie kennen, wie es anderen Menschen im Umgang mit Sterben und Tod geht. Wie gehen andere Familien damit um?

Und auf die Art und Weise lernt die Familie, sich an Gedanken zu gewöhnen, dass auch ihr Kind sterben wird und setzt sich damit auseinander.

Das ist der entscheidende Punkt, warum die Mischung von Aufenthalt in der Lebensendphase und Entlastung so hilfreich und sinnvoll ist im Sinne einer Sekundärprophylaxe. Familien, die sich auf das Sterben ihres Kindes einstellen können und die einen Umgang damit finden können, haben – darüber gibt es Untersuchungen – ein sehr viel geringeres Risiko für spätere seelische Störungen bei den Eltern und auch bei den Geschwisterkindern.

Geschwisterkinder im Hospiz

Wie geht das mit den Geschwisterkindern und den Eltern? Bekommen diese auch den Aufenthalt bezahlt?

Es ist so, dass alle Kinderhospize zu einem ganz großen Anteil über Spenden finanziert werden. Das beinhaltet all das, was von den Krankenkassen nicht bezahlt wird. Der Aufenthalt der Eltern und der Aufenthalt der Geschwister, die komplette psychosoziale, meist auch die ärztliche Betreuung sind mehr oder weniger spendenfinanziert.

Anmerkung für die Gesetzgebung: Hier sollte vielleicht nachgebessert werden, dass die ambulante Psychotherapie, die durchschnittlich einen Stundensatz bei

50 Minuten zwischen 70 und 90 Euro erhält, irgendwann auch für die Eltern und Geschwisterkinder im Hospiz, insbesondere im Kinderhospiz erbracht und abgerechnet werden darf. So muss keine neue Therapeutin aufgesucht werden, welche die Familie nicht kennt und dazu wieder für das Kennenlernen wertvolle Zeit in Anspruch nimmt. Es wäre dann nur eine neue Abrechnungsmöglichkeit der ambulanten Psychotherapie, nicht wie bislang verbindlich vorgeschrieben bei den niedergelassen Therapeuten in der Praxis, sondern im Hospiz.

3 SAPV-Verordnung bei Kindern

Wer leitet diese Behandlung ein, der Kinderarzt oder das Krankenhaus?

SAPV kann sowohl der Krankenhausarzt als auch der niedergelassene Arzt beantragen. Ein Krankenhausarzt kann bis zu 7 Tagen SAPV verordnen, dann muss reevaluiert werden und durch den niedergelassenen Arzt erfolgt die Anschlußverordnung, in der Regel zunächst für 4 Wochen.

4 Allgemeine Aspekte zur Palliativversorgung von Kindern und Jugendlichen

Krankheitsgruppen

Das „Impacct" (International Meeting Palliative Care for Children with life-threatening or terminal conditions in Trento) war ein internationales Treffen verschiedener Experten auf dem Gebiet der Kinderpalliativversorgung im Jahre 2006, das Standards erarbeitet und überarbeitet hat, die schon zuvor von der „Association for children with life-threatening conditons and their families" (ACT) festgelegt wurden. Das Impacct-Papier wurde 2008 auch auf Deutsch veröffentlicht. Es enthält Definitionen und Qualitätskriterien für die Palliativversorgung von Kindern und Jugendlichen. In diesem Rahmen wurden Krankheitsgruppen definiert, die dazu führen können, dass Kinder und Jugendliche Palliativversorgung benötigen. Bei den Erwachsenen ist immer die Definition „nicht heilbar, fortschreitend, weit fortgeschritten, usw." ausschlaggebend. Bei Kindern passt dies so nicht.

Es wurden vier Gruppen definiert.

Die erste Gruppe definiert lebensbedrohliche Erkrankungen, für die eine kurative Therapie prinzipiell zur Verfügung steht, aber individuell nicht verfügbar oder ihrerseits lebensbedrohlich ist. Damit sind hauptsächlich Krebserkrankungen gemeint, aber auch Organversagen, wie zum Beispiel: „Kind wartet auf ein Herz oder eine Leber zur Transplantation". Dies führt zum Tode, wenn kein Organ zeitgerecht zur Verfügung steht.

Die zweite Gruppe definiert Erkrankungen, bei denen ein früher Tod zwar unvermeidlich ist, es aber trotzdem immer Phasen geben kann, in denen das Kind mit entsprechender Therapie am ganz normalen altersgerechten Leben teilnehmen kann. So wurde früher als Beispiel die Mukoviszidose genommen. Es gibt aber auch andere Erkrankungen, sog. „neurometabolische“, also Stoffwechselerkrankungen, die mit einer Zerstörung des Nervensystems einhergehen.

Dann gibt es die dritte Gruppe, sie definiert progrediente Erkrankungen ohne die Möglichkeit einer kurativen Therapie (Muskeldystrophie Duchenne etc.). Das ist eigentlich die klassische Palliativtherapie.

Als vierte Gruppe kommt der strittige Punkt bei allen Kassenverhandlungen zur SAPV, nämlich Erkrankungen, die per se nicht progredient sind (also irreversible Schädigungen), was genau der Definition widerspricht, die bei den Erwachsenen gegeben ist. Aber die Erkrankungen haben typische Komplikationen, die, wenn sie häufig eintreten, zu einer Progredienz führen (schwere Geburtsschäden wie infantile Zerebralparese). Der Klassiker hierbei ist der Ertrinkungsunfall. Dabei kommt es in der Regel zu schweren Epilepsien, die nicht behandelbar sind. Ferner bestehen Ernährungsprobleme, selbst wenn die Patienten künstlich ernährt werden, Lungenprobleme etc. Hier muss immer wieder diskutiert werden: Hat ein solches Kind einen Anspruch auf SAPV oder nicht? Das ändert sich mit den neuen Empfehlungen hoffentlich.

Zählen auch die Frühgeburten oder die Schädigungen durch extreme Frühgeburten zu dieser Gruppe? Es kommt hier darauf an, wie schwer geschädigt das Kind ist, da heutzutage auch extrem früh geborene Kinder nicht unbedingt schwerere Schäden davon tragen.

Dabei bleiben diese extremen Frühchen ein Streitpunkt bei den Krankenkassen. Unter Umständen verbringen solche Kinder 12 Monate in einer stationären Krankenhausbehandlung.

Wird in dem Fall, wenn ein Kind jetzt Monate lang oder gar ein Jahr auf der Intensivstation liegt, auch Pflegegeld für die Eltern gezahlt?

Nein, weil die Pflege durch das Krankenhaus sichergestellt wird. Auch bei stationärer Unterbringung nicht, aber wohl, wenn das Kind im Hospiz ist.

5 Lebensverlängerung um jeden Preis versus aktive Sterbehilfe

Therapiezieländerung

Die Mutter schläft zum Teil im Krankenhaus oder fährt jeden Tag hin – wären beide nicht besser in einem Kinderhospiz aufgehoben? Auf keinen Fall, denn kein Kinderhospiz kann eine intensivmedizinische Versorgung leisten! Wir wollen, dass das Frühchen groß wird und alles wird darauf ausgerichtet, d. h. das Therapieziel ist in jedem Falle kurativ. Ein solches Kind gehört in kein Hospiz und erhält keine SAPV. Wenn sich abzeichnet, dass Gesundheit nicht erreicht werden kann, kann sich das ändern. Das Therapieziel bei Hospizbetreuung und SAPV ist palliativ.

Man erlebt häufig, dass ein Kind aus der Klinik „zum Sterben“ ins Hospiz verlegt wird, weil es sehr instabil ist und der Eintritt des Todes für die nächsten Tage bis Wochen erwartet wird. Im Hospiz erholt und stabilisiert sich das Kind. Es kommt dann oft vor, dass der Weg nach Hause möglich wird, sozusagen eine umgekehrte Therapiezieländerung.

Der Wechsel ins Hospiz ist für die Eltern eine unglaubliche Belastung. Sie verlieren ihre Freunde, sie verlieren ihr gesamtes soziales Leben, keiner versteht, wie sie sich fühlen, deswegen wenden Freunde sich ab. Manchmal muss sogar die Familie umziehen, weil das Darlehen für das Haus nicht mehr bezahlt werden kann.

In diesem Zusammenhang mit einer angeborenen schweren Erkrankung tritt zunehmend auch die Frage auf, ob das Leben dieses Kindes und damit all das Leid nicht zu verhindern gewesen wäre, ob man nicht besser eine Untersuchung und einen Schwangerschaftsabbruch durchgeführt hätte. Den Familien werden nicht selten Vorhaltungen dieser Art gemacht, sowohl von der Umgebung als auch von medizinischem Personal.

Präimplantationsdiagnostik

Wir haben heute in der Gesellschaft einen hohen Anspruch: Alles soll perfekt sein! Wir bringen die perfekten gesunden Kinder zur Welt. Wir haben kein Down-Syndrom. Wir haben keine Kinder mit anderen Fehlbildungen… Trotzdem wird dann ein Kind extrem früh oder mit schweren Komplikationen geboren und ist schwerst mehrfachbehindert.

Ein Beispiel: Relativ alte, erfolgreiche Eltern, beide Juristen, die Mutter mit vierzig Jahren zum ersten Mal schwanger. Beide wollten einfach ein Kind haben, als Ergänzung für ihr Glück. Ein gesundes Kind. Alle diagnostischen Möglichkeiten wurden angewandt. Es war ganz klar, wenn da irgend etwas gefunden würde: die Schwangerschaft würde unterbrochen. Das Paar konnte sich kein behindertes Kind vorstellen. Sie bekamen nach vollkommen unkomplizierter Schwangerschaft ihren kleinen Sohn, es gab eine schwere Komplikation unter der Geburt, und der Kleine war schwerstgeschädigt. Er hat einige Monate bei uns im Hospiz gelebt und ist dann verstorben. Als er immer schwächer wurde, hat die Mutter gesagt: ich würde mir so sehr ein Kind mit Down-Syndrom wünschen, wie fände ich das schön und wieso konnte ich mir das vorher nicht vorstellen? Die Eltern liebten ihr schwer geschädigtes Kind in einer Weise, die sie sich zuvor nicht hatten vorstellen können.

Vor einem solchen Unglück kann sich trotz medizinischer Fortschritte bis heute niemand schützen. Garantierte Gesundheit ist eine Illusion. Aber die Illusion besteht in der Gesellschaft, und Familien mit schwerstbehinderten Kindern befinden sich zunehmend unter Rechtfertigungsdruck.

Sie werden manchmal richtiggehend ausgegrenzt. Hinzu kommt die Frage nach aktiver Sterbehilfe für solche Kinder, im Herbst 2014 von den Jungen Liberalen gestellt als Forderung nach einer selbstbestimmten Lebensbeendigung mit ärztlicher Unterstützung für Menschen jeden Alters.

Wer könnte sagen, was der mutmaßliche Wille eines schwerbehinderten Kleinkindes ist? In dreißig Jahren Berufserfahrung und sechs Jahren Hospizerfahrung wurde der Wunsch nach aktiver Sterbehilfe, Tötung aus Mitleid, bisher nicht von Eltern an mich (S. Schraut) herangetragen.

Ein weiteres Beispiel: Wenn ich jetzt ein behindertes Kind bekommen würde und das noch als Krankenkassenmitarbeiterin, würde ich mit Sicherheit von vielen gefragt werden, warum ich nicht diese Präimplantationsdiagnostik, gerade als Risikogebärende, durchgeführt hätte.

Zur Begriffsklärung: Präimplantationsdiagnostik meint eine Untersuchung der einzupflanzenden befruchteten Eizelle nach künstlicher Befruchtung auf bestimmte genetische Erkrankungen. Dies steht zur Verfügung bei Paaren, in deren Familie eine erblich bedingte Erkrankung mit einem definierten Wiederholungsrisiko bekannt ist. Da geht es um sehr seltene Erkrankungen.

Die Präimplantationsdiagnostik ist nur teilweise eine Kassenleistung, im Rahmen von Einzelfallentscheidung.

Es ist verwunderlich, dass viele Menschen so eine Furcht davor haben, ein behindertes Kind zu bekommen. Es zeigt sich aber, dass gerade Menschen mit einer starken religiösen Bindung sagen: Kinder sind eine Gabe Gottes, ich nehme mein Kind so an, wie es kommt und werde dann auch damit fertig. Selbst wenn es jetzt nicht so ist, wie ich es mir vielleicht gewünscht habe.

Die Erstgebärenden werden immer älter. Hier sind die Ärzte zunehmend diejenigen, die sagen: wir könnten diese und jene Untersuchung machen, um auszuschließen, ob ein Schaden bei dem Kind sein wird; und alleine dadurch entstehen Ängste. Unsere Gesellschaft muss es möglich machen, dass Frauen vor dem dreißigsten Lebensjahr ihr erstes Kind haben können.

Beratung und Aufklärung

Es ist die Herausforderung oder das Unbekannte, wovor die Menschen Angst haben. Wir müssen es mehr nach außen tragen, dass auch Menschen, deren Kind krank ist oder die sich bewusst gegen eine Fruchtwasseruntersuchung entscheiden, trotzdem hier in Deutschland ein gutes Leben haben werden.

Es fehlt noch oft an Beratung, an Aufklärung.

6 Ambulante Kinderkrankenpflege und Palliativpflege

Bei der Ausbildung zur Kinderkrankenpflege gibt es keinen eigenen Anteil speziell für Palliativpflege, die Beschäftigung damit ist freiwillig, die Ausbildung meist nebenher. Welche Schwierigkeiten können bei der Betreuung von palliativen Kindern oder Menschen auftreten?

Ein Beispiel aus dem Kinderkrankenpflegedienst: Wir als Kinderkrankenpflegedienst versorgen schwerstkranke Kinder und sind auch mit in die Versorgung eingebunden, wir haben auch Kinder, die wir lange betreuen, die dann versterben; und daher gehen wir diesen Weg mit, Schritt für Schritt auch bis zum Ende. Wir würden gerne unsere Mitarbeiter zusätzlich fortbilden, aber es ist manchmal nicht möglich.

Wir haben Erfahrung mit der SAPV-Betreuung, obgleich es hier in dieser Region ganz wenige Patienten gib, die mit SAPV versorgt sind. Wir haben bestimmte Mitarbeiter, die sehr offen sind und die das sehr gerne machen. Wir haben natürlich auch Mitarbeiter, denen das nicht so leicht fällt, aber da haben wir die Möglichkeit, den Dienstplan entsprechend zu gestalten. SAPV war bisher immer gut, da haben wir nur positive Erfahrungen gemacht im Sinne von Übergabekommunikation, ständigem Austausch von Informationen, Übergang von Klinik in den häuslichen Bereich. Wir sind zwar mit der Kinderklinik immer in Kontakt, bekommen auch zum Teil gute Übergaben oder auch eine Anleitung in der Klinik, aber zum Teil geht es auch so schnell, dass keine Überleitung gelingt.

Ein ganz wesentliches Problem in der Kinderpalliativversorgung ist, dass in den Kinderkliniken zu wenig Wissen über deren Möglichkeiten und Strukturen besteht. Sowohl Überleitung als auch SAPV greifen erst, wenn das Kind entlassen ist. Der Besuch eines Kindes in der Klinik ist keine SAPV-Leistung. Wenn das SAPV-Team ihn trotzdem der besseren Qualität wegen durchführt, macht es das aus Freundlichkeit, kann aber nichts abrechnen und eckt zudem schnell bei den Kollegen in der Klinik an.

Die Krankenkasse wäre als Schnittstellenmanager gut geeignet, weil sie als allererstes über die Aufnahme und die Rechnungsstellung erfährt, wenn ein Kind in die Intensivmedizin aufgenommen wird. Auch die Kinderintensivtherapie in einem Klinikum wird vom Medizinischen Dienst geprüft. Es wird festgelegt, wie lange die Kostenzusage gilt oder nicht. Genauso auch immer, wenn ein Kind aus dem Hospiz aufgenommen wird. Hier wäre eine gute Schnittstelle, wenn bei den Krankenkassen ein kompetentes Team hierfür angesiedelt wäre.

Anmerkung für die Gesetzgebung: Die Schnittstellenarbeit müsste in Richtlinien geregelt werden und in einem Vergütungssystem abgebildet werden.

Zusammenfassung

Ein Kinderhospiz ist auch zuständig – im Gegensatz zu den Erwachsenenhospizen –für die Betreuung der Familie, der Geschwister und der Eltern.

Neben der Begleitung in der Lebensendphase ist der Entlastungsaufenthalt eine zweite, mindestens ebenso wichtige Aufgabe des stationären Kinderhospizes.

Ein Entlastungsaufenthalt im Kinderhospiz kann das (meist schwerstbehinderte) Kind und die Eltern entlasten und trägt im Sinne einer Sekundärprophylaxe dazu bei, dass Eltern und Geschwister sich auf das bevorstehende Sterben des erkrankten Kindes vorbereiten können .

Eine Therapiezieländerung bedeutet, dass sich die Ziele hinsichtlich „kurativ" und „palliativ" im Laufe der Betreuung in beide Richtungen ändern können.

Eine Garantie auf „gesunde Kinder" ist in der heutigen westlichen Gesellschaft erwünscht, aber nicht realisierbar.

Es fehlt oft an Beratung und Aufklärung, wenn es um den Umgang mit schwerstbehinderten Menschen/Kindern und um die Frage nach der Lebensqualität eines jeden Individuums geht .

Schnittstellenarbeit ist ein wesentlicher Faktor für gute Kinderpalliativversorgung und deren Regelung eine wichtige Aufgabe. (Klinik – SAPV und häusliche Versorgung – Hospiz), Casemanagement als Aufgabe der Krankenkassen?

Plenum II

Panke: Auch ich möchte mich bei meinen Workshopteilnehmern für die interessanten Beiträge bedanken. Im Rahmen unserer Gruppenarbeit hatten wir zwei große Themen: Zum einen ging es um die Probleme bei der Bildung von Palliativteams und der Auswahl der Gesellschaftsform und deren Auswirkung auf die multiprofessionelle Zusammenarbeit, zum anderen ging es um die Inhalte der Begutachtungsanleitung „Spezialisierte ambulante Palliativversorgung (SAPV) und stationäre Hospizversorgung", die vom Medizinischen Dienst des Spitzenverbandes Bund der Krankenkassen (MDS) herausgegeben wurde. In diesem Zusammenhang wurde die Frage aufgeworfen, wieviel Wissen bei den Hausärzten erforderlich ist, um ein „Muster 63" korrekt auszufüllen und was dabei alles schiefgehen kann. Von den Workshopteilnehmern wurde angesprochen, dass es gut wäre, wenn auch die Hausärzte diese im Mai 2014 fertiggestellte Begutachtungsanleitung an die Hand bekommen, um ihr Wissen in der SAPV zu stärken. Den Link zur Begutachtungsanleitung hatte ich Ihnen heute im Vortrag bereits genannt. Wichtig und möglich ist es aus unserer Sicht, dass alle Akteure im Versorgungsprozess aufeinander zugehen, insbesondere auch die VerordnerInnen der Leistungen und die GutachterInnen, damit alle wissen, welche Informationen für die Begutachtung durch die MDK-GutachterInnen relevant sind und um ein Verständnis dafür zu bekommen, dass es beim Ausfüllen des Verordnungsmusters 63 um wirklich brennende Fragen geht und nicht lediglich darum, ein Kästchen anzukreuzen und den Bogen/die Verordnung ansonsten leerzulassen.

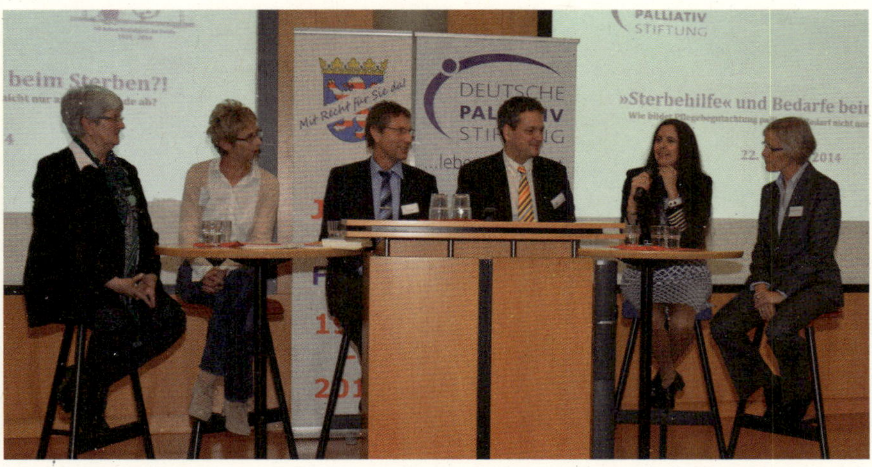

V.l.n.r.: Michaela Hach, Bettina Ditzel, Thomas Sitte, Carsten Schütz, Joan Elisabeth Panke, Sabine Schraut

Ich bin überzeugt, dass im Kern alle mit der SAPV Befassten helfen wollen. Nur über den Weg, also die Ausgestaltung, gibt es unterschiedliche Auffassungen. Deshalb ist es, wie gesagt, sehr wichtig, dass man aufeinander zugeht und durch Wissen und Wissensvermittlung besser dazu kommt, die SAPV und die stationäre Hospizversorgung angemessen umzusetzen.
Das zweite Thema – der Vertragsgestaltung und der Gesellschaftsgründung – war insofern besonders interessant für mich, da mir die Strukturen der Palliativversorgung hier in Hessen nicht vertraut sind. Ich war zwar in mehreren Bundesländern tätig, aber nicht in Hessen, und so habe ich jetzt auch Einblicke in die Palliativversorgung in Hessen und speziell im Schwalm-Eder-Kreis erhalten. Es ging dabei ganz konkret um ein Team, das von sich sagt, dass es sehr gut als Netzwerk zusammengearbeitet hat und die Gesellschaftsform des Vereins so nicht mehr weiterführen soll. An unserem Workshop nahmen aus dem Schwalm-Eder-Netzwerk der geschäftsführende Mitarbeiter, eine Koordinatorin und auch ein Hausarzt teil, der mit diesem Netzwerk sehr gut zusammengearbeitet hat. Das Netzwerk hat als Satellitenteam eines SAPV-Teams gut funktioniert, in der Rechtsform eines eingetragenen Vereins. Das Problem bestand dann darin, dass diese Gesellschaftsform nun nicht mehr möglich ist und es bei der Umstellung eine Vielzahl unerwarteter Probleme gibt. Deshalb konnte bisher noch kein neuer Vertrag abgeschlossen werden. Überlegt wurde, eine GmbH zu gründen, aber dann ist wiederum der Pflegedienst kein direkt beteiligter Partner mehr. Wie kann man dieses Problem lösen, denn die Krankenschwestern, die auch gerne weiterhin in der Palliativpflege tätig sein wollen, sind natürlich im Pflegedienst angestellt und können dann nicht gleichzeitig für die GmbH arbeiten. Diese Problematik hat uns in der Gruppenarbeit lange beschäftigt, deshalb wollte ich bei dieser Zusammenfassung dieses Thema nicht unter den Tisch fallen lassen.
Diese Problematik werden wir als Hausaufgabe mitnehmen; insbesondere Herr Schindler, der ja auf Kassenseite arbeitet, wird noch einmal prüfen, welche Lösungen denkbar und machbar sein könnten.

Sitte: Da fällt mir ein, ich sage das in allen meinen Vorträgen: „Palliative Care? Selfcare!". Es gibt nicht nur Bedarfe beim Sterbenden, sondern natürlich auch bei den Versorgenden.

Hach: Ja, erst einmal vielen Dank an die Gruppe, ich glaube, wir waren sehr bunt aufgestellt. Wir haben anhand eines Fallbeispiels eines demenzerkrankten Patienten, der jetzt nicht klassisch onkologisch palliativ war, auch mehrere Probleme herausgefunden. Wir haben festgestellt: Wann ist eigentlich der Punkt, ab dem ein Patient als Palliativpatient einzuordnen wäre? Das fällt uns insbesondere schwer, wenn es sich um einen Patienten handelt, der nicht onkologisch erkrankt ist.

Letztendlich hat sich dann – in der Diskussion des Fallbeispieles – herausgestellt, dass niemand so richtig verantwortlich war in der ganzen Krankheitsgeschichte, in dieser ganzen Odyssee. Auch nicht der Betroffene selbst und auch nicht seine Angehörigen. Wesentlich an dieser Fallstudie war, dass jeder Beteiligte in seiner eigenen Sichtweise und in seinem institutionellem Handeln sich zunächst korrekt verhalten hat. Dennoch ist es zu einer Eskalation gekommen, da sich alle Beteiligten nicht über ihre Sektorengrenzen hinweg verantwortlich gezeigt haben. Das hat zu Kommunikations- und Versorgungsbrüchen geführt. Der Patient und seine Angehörigen wussten nicht, welche Fragen sie stellen sollten. Vielleicht können wir für die Lösung das Thema Netzwerk nutzen, und damit komme ich wieder zum Case-Management, das schon angesprochen wurde.

Wer hat denn jeweils in diesem Netzwerk „den Hut auf"?

Wie sehen alle anderen ihre eigene Verantwortung?

Wie viel Beachtung findet eigentlich eine Patientenverfügung, Vorsorgevollmacht bei der Pflegedokumentation? Wie kann sie mit integriert werden?

Wie funktionieren eigentlich Therapieentscheidungen, vor allem: wann trifft man diese?

Das waren die wesentlichen Punkte, die wir dort diskutiert haben, aber naturgemäß noch keine endgültigen Lösungen entwickeln konnten. Aber ich glaube, sagen zu können, dass alle Beteiligten daran arbeiten müssen und natürlich auch dafür Freiraum geschaffen werden muss, um in den Dialog kommen zu können, und dass Hospizarbeit und Palliativversorgung nicht auf einer rein ehrenamtlichen Basis sichergestellt werden können.

Schraut: Ja, von mir auch ein Dankeschön an die Gruppe. Wir haben uns zunächst noch einmal mit Begriffsklärungen beschäftigt und weitergehende Informationen gesammelt:

Um welche Krankheiten geht es?

Was ist denn ein palliatives Kind?

Wie ergeht es ihm im Krankenhaus und im Hospiz und wie zuhause?

Unser weiteres Diskussionsthema gehört eigentlich nicht ganz hierher, passt aber zum heutigen Tag im Zusammenhang mit der aktuellen Diskussion, nämlich:

Warum kommen behinderte Kinder auf die Welt?

Wie geht es Familien, deren Kind behindert auf die Welt kommt?

Warum kann man das nicht verhindern, oder wer wünscht, dass die Geburt Behinderter verhindert wird?

Diese Problematik hat uns auch noch eine Weile beschäftigt.

Für mich war es eine fruchtbare Diskussion, die sich lohnte. Und es war für mich auch eine Ermunterung, in die Netzwerkarbeit auch die Krankenkassen einzubeziehen. Das fand ich sehr hilfreich in unserer Arbeitsgruppe.

Schütz: Ich möchte gleich eine Frage anknüpfen an das, was Frau Schraut zuletzt gesagt hat: Warum werden Kinder geboren, die so krank sind? Wer will das eigentlich oder gibt es eine Option, um das zu verhindern?
Die Frage ist nämlich: Hören Sie oder nehmen Sie wahr, dass sich jemand, der ein behindertes Kind hat, in einer Rechtfertigungspflicht fühlt – einer Rechtfertigungspflicht dafür, dass man die Ressourcen in Anspruch nimmt, dass man palliative Pflege für ein Kind nachfragt?
Denn das ist am Lebensanfang eine fundamentale Problematik, wie sie am Lebensende ebenso besteht. Denn wenn wir organisierte Sterbehilfe zulassen wollen, wird ja zwangsläufig der, der sie nicht in Anspruch nimmt, irgendwann rechtfertigungspflichtig werden. Jedenfalls besteht die Gefahr! Der gleiche Rechtfertigungsdruck entsteht doch potentiell auch bei Schwangeren und Neugeborenen – und deshalb finde ich das auch hier von Bedeutung.

Schraut: Ja, das ist so, das nehme ich so wahr. Und zwar nimmt diese Frage zu: Wäre das denn nötig gewesen, dass man so ein schwerkrankes Kind bekommt und hätte man nicht eine Diagnostik machen können in der Schwangerschaft? Oder wenn man es je gemacht hat: Warum wurde die Schwangerschaft nicht beendet?
Ein Kind wie Elena ist wirklich das Paradebeispiel quasi für alle Themen, die wir hier haben. Deswegen habe ich sie ausgewählt. Die Familie wusste in der 23. Woche, dass das Kind diese Erkrankung hat und hat sich dafür entschieden, dieses Kind auszutragen. Ihre Entscheidung mussten sie verteidigen, und sie hatten keine frühzeitige und strukturierte Beratung und Unterstützung, um mit dieser schweren Situation umgehen.
Und ich erlebe das auch bei weniger schweren Behinderungen, bei denen es nicht um palliative Therapie geht. Ist es nötig, dass man ein Kind mit Down-Syndrom zur Welt bringt? Mit solchen Debatten bin ich konfrontiert, ja!

Sitte: Also, jetzt hat mich das fast ein bisschen sprachlos gemacht, die Frage von Ihnen, Herr Schütz. Weil ich damit nicht gerechnet habe im Workshop hier, aber es ist etwas, das mich in der Arbeit im Kinderhospiz auch zutiefst bewegt: Dass viele Mütter, viele Väter mir gesagt haben, sie werden von wildfremden Leuten auf der Straße angesprochen: „Das muss doch heutzutage nicht mehr sein." Und

dass nach erfolgter frühgeburtlicher Diagnostik sie mehr Mühe haben, das Kind auszutragen, als die Schwangerschaft zu beenden, das Kind abzutreiben.
Und ich war gestern in einem ganz spannenden Symposium in Stuttgart gewesen, danach hat mich eine evangelische Pfarrerin angesprochen von der Evangelischen Akademie in Bad Boll. Sie hat mich gefragt, ob sie noch etwas machen kann, was schreiben kann. Sie war neun Jahre lang als Pfarrerin in Holland und sie sagt, sie hat in den neun Jahren wahrgenommen, wie sich die Gesellschaft in diesen neun Jahren schon verändert hat – hin zum Rechtfertigungsbedarf der Alten und jetzt auch der Jungen. Das hat mich doch etwas bedrückt und ist auch vielleicht ein Bedarf beim Sterben, was in dem Buch dann auch gut zum Ausdruck kommen könnte, das wir zur Veranstaltung heute machen. Es gibt natürlich Bedarfe und man darf sich nicht schämen, die Bedarfe in Anspruch zu nehmen. Das muss ganz selbstverständlich sein in unserer Überflussgesellschaft.

Miriam Nüchter: Dazu vielleicht noch einmal kurz etwas, wie man diese Argumente gut entkräften kann: Indem man einfach sagt, in unserem Land ist es seit Jahren erlaubt, gesunde Kinder abzutreiben bis zu einer bestimmten Schwangerschaftswoche, warum soll es dann nicht auch erlaubt sein, auch ein Kind zu bekommen, obwohl ich vielleicht weiß, dass es eine Behinderung hat so wie Elena.

Panke: Also das, was Sie jetzt eben gesagt haben, Herr Sitte, finde ich sehr bewegend. Auf der einen Seite kommen junge Eltern, die sich bewusst dafür entscheiden, ein von Krankheiten beeinträchtigtes Kind auszutragen und alles auf sich zu nehmen, was damit verbunden ist, und auf der anderen Seite denkt man darüber nach, ein Menschenleben zu verkürzen, um Leid zu ersparen. Je älter die Menschen werden, desto mehr wird darüber nachgedacht, ob in bestimmten Situationen Sterbehilfe angebracht sei.
Dass man die Menschen vor Risiken und Leid behüten muss, ist immer wieder ein Thema. Die Risiken, die das Leben immer bietet, werden dabei wiederholt hervorgehoben, und dann wird versucht, diese Menschen teilweise vor sich selbst und diesen Lebens- und Krankheitsrisiken zu schützen. Es muss uns gelingen zu sagen, dass wir die Endlichkeit des Lebens auch hinnehmen können. Dann werden wir auch zu dem Schluss gelangen: Man darf auch sterben und muss nicht bis zuletzt gegen Windmühlen kämpfen und eine Therapie nach der anderen über sich ergehen lassen!
Wenn wir Diskussionen wie in Holland oder in anderen Ländern führen im Rahmen der „Sterbehilfe“, würde ich dies wiederum als sehr kritisch sehen. Das Leben birgt viele verschiedene Risiken und es gibt vielgeartete Krankheiten, die dann auch zum Tode führen können. Die Frage der bestmöglichen Lebensquali-

tät bei jedweder Erkrankung ist Kernpunkt der Palliativpflege und der Palliativmedizin und dabei rücken wir in dieser großen Frage zu dem Leben hin und von dem Sterbenwollen ab.

Schraut: Ich möchte noch eine kleine Ergänzung machen: Natürlich gilt, dass man auch sterben darf, ebenso für Kinder. Denn die Kehrseite von dem, was wir jetzt diskutiert haben, ist ja auch, dass Kinder mit schweren Erkrankungen noch behandelt werden und noch einmal behandelt werden und noch eine Operation und noch eine Operation erhalten. Ich habe auch dafür natürlich ein Fallbeispiel, und zwar einen kleinen Jungen, der war ungefähr 1½ Jahre alt, mit verschiedenen Fehlbildungen geboren; er hatte dann, bis er bei uns angemeldet wurde, bereits 23 Operationen in seinem kleinen Leben hinter sich.
Und jetzt war er einfach nicht mehr operabel, und da hat man geschwind das Hospiz angerufen, ob die Aufnahme dort vielleicht eine Option wäre. Wir haben die Aufnahme zugesagt. Dann hieß es aber, es müsse noch eine kleine Operation durchgeführt werden, bevor er zu uns verlegungsfähig wäre. Diese 24. Operation hat er nicht überlebt. Das gibt es auch.

Schindler: Mich bewegt immer noch die Situation mit den Kindern, so wie Sie es jetzt beschrieben haben. Wir haben einmal fast den Eindruck, die Kinder, die Krebs haben, werden privilegiert versorgt, weil da schon eine ganze Menge auch mit Spenden gemacht wird. Bei behinderten Kindern, die jetzt in die Palliativversorgungssituation kommen, haben wir das allgemeine Problem, dass die Palliativversorgung für Kinder bei Weitem nicht ausgereift ist.
Und dann haben wir ja auch noch die ganzen Frühchen, die nicht auf die Beine kommen; und dann auch noch hineinkommen und für die man sich unheimliche Mühe gibt, praktisch jedes Wesen zu retten, weil das in unserer Gesellschaft eben auch gar nicht anders geht, und wo man dann schauen muss, wie man eine optimierte Versorgung hinbekommt.
Das ist für mich heute sehr wichtig, dass wir das dann gedruckt so auch nachlesbar machen. Diese unterschiedlichen Schicksalsgruppen, die sich bei Kindern hier ergeben mit unterschiedlichen und differenzierten Versorgungsbedarfen, wie wir es bei den Älteren, die in die Palliativversorgung kommen, nicht haben. Da läge mir sehr dran.

Sitte: Eine Ergänzung hierzu: Bei den Älteren ist es nicht so grundlegend immer anders als bei den Kleinen. Es ist nur nicht ganz so prägnant vielleicht. Das war eben schön gesagt mit der Privilegierung „der krebskranken Kinder", denen geht es schlecht genug, den Familien geht es schlecht genug, die haben enorme Hilfe-

bedarfe, ganz klar, aber sie sind in ihrer Not relativ privilegiert in der Unterstützung. Das ist dann wieder einfach gut für das Fundraising.
Der demente Tattergreis, der hat es einfach deutlich schwerer. Aber auch da sind es ja die gleichen Mechanismen, die zur Überversorgung führen oder zu einer Fehlversorgung am Lebensende; diese Mechanismen greifen wie am Lebensbeginn auch.

Schütz: Ich möchte nochmals die Frage vom Vormittag aufgreifen, ob der palliativ Pflegebedürftige nicht mehr krank ist. Das war ja der auf den ersten Blick abstruse Gedanke, der aber die konsequente Umsetzung des Gesetzes ist, wie Herr Hambüchen jedenfalls terminologisch wohl korrekt deutlich gemacht hat. Daran anknüpfend ergibt sich die Problematik, dass juristische Sprache übersetzt werden muss, damit sie ein „normaler Mensch" versteht bzw. ein Nichtjurist begreifen kann.
Daran ansetzend ergibt sich doch die Frage an die Praktiker: Sind Sie mit der Gesetzeslage zufrieden oder stoßen Sie oft an Grenzen, sodass sie sagen müssen: Da gibt das Gesetz nichts her, das ist ja komisch; und da müsste einmal etwas passieren? Oder können Sie sogar sagen, dass die Gesetzeslage ausreichend ist? Denn Letzteres könnte ja auch ein Grund dafür sein, dass selbst das Bundessozialgericht solche Fälle nicht kennt, weil kein Streitfall bis dorthin kommt und weil es gar keinen Streitfall gibt!? Besteht eine Situation, dass Sie sagen können: Was auch immer im Gesetz steht, irgendwie läuft es schon so gut, dass man es ertragen kann. Oder müsste doch grundsätzlich etwas noch anders geregelt werden?

Sitte: Noch einmal als eine Verstärkung: Seien Sie ganz sicher, dass das, was Sie hier heute vorbringen an Sorgen, Nöten und Problemen oder Änderungs- und Verbesserungsvorschlägen, in Berlin gehört werden wird von denen, die im Augenblick an den Gesetzen arbeiten.

Hach: Ich möchte auf den Fokus dieser Veranstaltung zu sprechen kommen, also wie Pflegebegutachtung palliativen Bedarf nicht nur am Lebensende abbildet. Was Sie hier so schildern, hat wieder diese typische Schwarz-Weiß-Mentalität, das hat ja Herr Hambüchen heute früh auch so ein bisschen aus seiner Rechtsansicht dargestellt: Ein Patient braucht keine Krankenhausbehandlung mehr, d.h. wenn er palliativen Bedarf hat, könnte man daraus ableiten, muss er sich ja entschieden haben, jetzt Palliativpatient zu sein.
Aber die Versorgungsrealität ist eigentlich eine andere. Das heißt, der Patient kommt oft aus einer sehr intensiven Betreuung, Versorgung, das gilt insbesondere für onkologische Patienten, aber auch für andere Patienten, deswegen ist ja

auch die Frage noch einmal wichtig: ist z.B. ein Diabetiker mit einem Diabetes II palliativ oder ist dieser noch kurativ im Sinne von Heilen? Wo finden wir da die richtige Definition?
Und die Patienten, die oft in die SAPV kommen, die sind noch nicht an dem Punkt, sich klar entschieden zu haben – von Rechts wegen müsste man sagen, eigentlich sind sie nicht mehr in ihrem Krankheitsprozess, sondern sie haben jetzt einen palliativen Bedarf. Das ist aber nicht die Versorgungsrealität. Da bräuchten wir eher eine fließende Grenze in irgendeiner Form, damit wir gewisse Grauzonen haben, und nicht nur schwarz oder weiß: Bist du jetzt kurativ oder bist du palliativ zu versorgen?

Panke: Ich kann jetzt nur noch mal wiederholen: Es geht hier nicht so sehr um die Begriffe Kuration und Palliation, denn die Grenze zwischen „kurativ" und „palliativ" ist nicht immer klar zu ersehen. In der medizinischen Sichtweise gibt es nicht nur ein Schwarz oder Weiß. Es gibt natürlich Wendepunkte in einer Erkrankung, aus denen klar hervorgeht, dass ein rein palliatives Vorgehen angebracht ist. Viel zu leicht gibt es aber in der Allgemeinbevölkerung den Eindruck, dass chronische Erkrankungen nah beim Thema palliativ anzusiedeln sind. Dies ist jedoch nicht der Fall. Es gibt auch beim Diabetes Mellitus Typ II verschiedene Ausprägungsgrade, ebenso wie bei der chronischen Herzinsuffizienz (Herzmuskelschwäche). Die Definition einer chronischen Erkrankung, wie wir sie hier haben, ist nur für einen geringen Anteil der Patienten mit dem Zusatz „palliativ" zu koppeln. Und ein chronisch Kranker, ob er nun palliativ oder kurativ ist, ist für mich aus medizinischer Sicht krank und hat einen Anspruch auf Leistungen nach SGB V, d.h. er kann ja sowohl ambulante als auch stationäre Behandlung je nach Fallkonstellation beanspruchen. Warum sollte er nicht auch für das Gesetz krank sein?! Es geht doch nicht immer um Krankenhausbehandlung, wie wir das jetzt so formuliert haben, als wäre nur derjenige krank, der ins Krankenhaus kommt. Ich glaube, dass dies nicht so zu verstehen war, aber es drang hier immer wieder in den Kommentaren durch. Mir geht es natürlich als Sachverständige und Beraterin der ambulanten Behandlung darum, bei diesen Begriffen trennscharf zu sein. Es geht also um Krankenbehandlung und nicht um Krankenhausbehandlung. Da müssten wir schon den § 27 SGB V (Krankenbehandlung) bemühen.
Mir ist hierbei wichtig, klarzustellen, dass eine chronische Erkrankung nicht automatisch eine palliative Erkrankung ist, und ich möchte auch, dass wir vorsichtig sind mit der Wortwahl.

Schütz: Das verstehe ich schon; aber die Tatsache, dass auch ein Herr Hambüchen als ehemals Vorsitzender eines BSG-Senats und damit „höchster" Entscheider

Deutschlands in Pflegeversicherungsfragen sich in die rechtliche Dimension unserer heutigen Veranstaltung erst einlesen musste, ist ja zunächst einmal ein Indiz für eine wie auch immer geartete „Unterbelichtung" faktischer Art, über deren Gründe man nachdenken muss.
Es ist gleichzeitig erst einmal festzuhalten, dass der Gesetzgeber ein System errichtet hat, das vielleicht an der Sache vorbeigeht bzw. nicht den Kern trifft. Vielleicht ist auch gerade in diesem Bereich des Palliativen oder des Sterbens die Steuerungsfähigkeit von Recht extrem limitiert.
Die Verwaltungswissenschaft etwa beschäftigte sich auf hohem Niveau immer damit, welche Steuerungskraft Recht in bestimmten Bereichen noch hat, sei es im Umweltrecht oder in den verschiedensten Bereichen, weil eben diese Steuerungsfähigkeit stark begrenzt ist, weil sie faktisch überlagert wird. Und ein klassischer Begriff, den man frühzeitig lernt bei der „Juristerei", ist die „normative Kraft des Faktischen". Und wenn eine Tatsache faktisch immer so ist, dann wird es irgendwann als Regel wahrgenommen und dann passt sich nicht die Realität der Regel an, sondern umgekehrt. Das mag vielleicht in Bezug auf die Bedarfe in der Palliativpflege auch der Fall sein; und vielleicht ist es sogar sinnvoll wegen der individuellen Fallgestaltungen, dass man Grauzonen lässt, wie Frau Hach gesagt hat, damit diese dann ausgefüllt werden können.
Nur stößt das natürlich auf die Problematik bei den Entscheidern in Krankenkassen, wenn sie über Grauzonen zu entscheiden haben, ohne klare Anweisungen; das ist dann schwierig in der Praxis, wenn nicht gar überfordernd. Hochtrabend in wissenschaftlichen Zirkeln lässt sich das wahrscheinlich gut machen wegen der geballten Kompetenz. Aber im Alltag ist eine Sachbearbeiterin in einer Krankenkasse in der Verantwortung, die entscheiden muss. Sie wird darauf angewiesen sein, klare Vorgaben zu haben, obwohl eigentlich um der Sache willen eine Grauzone besser wäre. Aber wahrscheinlich ist die Steuerungsfähigkeit von „Recht" da wirklich beschränkt und man muss es den Akteuren mit einem Vertrauensvorschuss überlassen, schon das Richtige zu tun.

Panke: Dazu möchte ich sagen, dass es ja zu der Richtlinie des Gemeinsamen Bundesausschusses (G-BA) immer die sogenannten „Tragenden Gründe" gibt. Dort haben die unterschiedlichsten Akteure im Gesundheitswesen mit ihren Stellungnahmen zu dieser Richtlinie beigetragen. Unter anderem sind auch Stellungnahmen der Bundesärztekammer, vom Deutschen Hospiz- und Palliativverband, von der Deutschen Gesellschaft für Kinder- und Jugendmedizin (um nur einige zu nennen) eingeflossen. Aus diesen Stellungnahmen hat man auch auf Grund der Kommentare der Leistungserbringer beschlossen, dass nicht alles bis ins Kleinste in der Richtlinie des G-BA geregelt wird, sondern dass hier ein gesetzlicher Rah-

men vorgegeben wird, der den Leistungserbringern das Handeln ermöglicht. Das führt dazu, dass Einiges an Regelbarem bewusst in der Grauzone belassen wird. Das ist anders als bei § 116b SGB V für die ambulante spezialfachärztliche Versorgung, da gibt es in der hierzugehörigen Richtlinie einen Anhang mit Konkretisierungen. Das ist in diesem Fall für die SAPV bewusst nicht gemacht worden; und die Krankenkassen müssen zum Glück nicht alleine entscheiden. Wenn sie an irgendeinem Punkt sind und kommen nicht weiter, dann ziehen sie den Medizinischen Dienst zu Rate, und gerade auch in diesem brisanten Themenfeld wird immer wieder der MDK gefragt. Deswegen habe ich ja noch einmal betont, dass wir die MDK-Gutachter zu jedem Begutachtungsfeld speziell schulen. Dazu dienen ja die Begutachtungsanleitungen, aber auch Studienhefte, Seminare und fachspezifische Internetforen. Mit der Begutachtungsanleitung (Richtlinie nach § 282 SGB V) für spezialisierte ambulante Palliativversorgung und stationäre Hospizversorgung haben wir versucht, einige speziellere Hinweise zu geben und sind noch über die spezialisierte ambulante Palliativversorgung hinausgegangen.
Ich wiederhole mich hier vielleicht, aber ich möchte betonen: Es ist in den Tragenden Gründen erklärt, warum vieles in der Richtlinie in der „Grauzone" verbleiben soll, damit auch das Individuum, also der hilfesuchende Mensch in der Palliativversorgung das bekommt, was er braucht.

Miriam Nüchter: Ich gebe auf jeden Fall auch dem MDK Recht, die Zusammenarbeit klappt sehr gut, und ohne den MDK könnten wir auch keine Entscheidung alleine treffen. Das geht gar nicht, weil wir das medizinische Wissen ja gar nicht besitzen. Vielleicht auch noch ein Gedanke dazu, warum so wenige Fälle beim Sozialgericht auftauchen: Ich behaupte einfach, dass die Versicherten, die die Leistungsanträge stellen, einfach gar nicht die Kraft haben zu klagen; sie sind in einem gewissen Ausnahmezustand.
Herr Sitte sagt, in Berlin hört man, was wir hier sagen. Ich würde nüchtern sagen, es hilft uns nicht bzw. den Menschen vor Ort hilft es nicht, wenn weitere Paragraphen oder Leistungen oder Begutachtungsrichtlinien und Besprechungsergebnisse – und ich könnt jetzt noch unzählige aufzählen – verfasst werden. Allein entscheidend ist, dass es wirklich irgendwann in der Zukunft, das wäre meine Wunschvorstellung, einen Ansprechpartner gibt für Menschen, die einen palliativen Bedarf haben. Denn wenn wir jetzt noch weitere Regelungen treffen oder ob Berlin das tut, haben wir das Problem, dass ich der Mutter oder dem Vater oder den Betroffenen sagen muss: „Kein Thema, ich schicke ihnen noch fünf Formulare und fünf Muster hinsichtlich A, B, C und Z zu. Und dann füllen Sie sie am besten noch nachts, während Sie das Kind absaugen, aus. Ich denke, da haben Sie bestimmt noch eine Minute, in der Sie das machen können."

Also wenn Berlin etwas ändern möchte, dann brauchen wir die Einführung eines Ansprechpartners für Menschen, die einen palliativen Bedarf haben, der auch so, durch den MDK z. B., oder auch durch andere Ärzte, festgelegt wurde. Das wäre dann mein Wunsch an die Gesetzgebung.
Hach: Da schließt sich bei mir die Frage an: Wer stellt denn diesen palliativen Bedarf fest? Also, wann ist der palliative Bedarf gegeben? Und es ging ja auch um das Thema Pflegebegutachtung: Wer begutachtet denn den Betroffenen oder das betroffene Umfeld mit der „palliativen Brille"?
Ich würde gerne das Beispiel des Diabetes mellitus doch noch mal aufgreifen, weil ich weiß, wie intensiv ich bei einem Patienten dieses Thema diskutiert habe, dessen Krankheitsauslöser ein Diabetes mellitus war. Er befand sich in einer palliativen Situation und aufgrund der Umstände und der Neuropathien hatte er sich bewusst nicht für eine weitere Amputation aufgrund anderer Grunderkrankungen entschlossen. Auch ein solcher Patient kann einen palliativen Bedarf haben.
Oder was wir in unserem Workshop diskutiert haben: Ein Mensch, der schon längere Zeit dement und in Pflegestufe III eingruppiert ist – wann ist bei ihm eigentlich der palliative Bedarf gegeben? Und ich glaube, noch brauchen wir einfach mehr Öffentlichkeit, da brauchen wir viel mehr Gespräche, da brauchen wir mehr Sensibilität nicht nur in Form von Spezialisierung, sondern in alle Bereiche des Gesundheitswesens hinein ausstrahlend, um die notwendige Versorgung sicherstellen zu können.

Sitte: Eine Frage an Frau Nüchter und an Michaela Hach gleichzeitig: Das mit dem Kümmern und mit dem Case-Manager verstehe ich sehr gut, in der SAPV kann das für mich nur ein Mitglied des SAPV-Teams sein. Frau Nüchter, was meinen Sie denn, wann bräuchte denn der Patient und/oder seine Familie so einen Kümmerer, so einen Manager?

Miriam Nüchter: Ich war jetzt in den anderen Workshops nicht dabei, aber bei unserem ging es ja um die Kinderhospizversorgung, und da ging es beispielsweise um Frühchen oder um Kinder, die durch die Geburt Schäden erlitten haben oder vielleicht auch schon schwerbehindert und erkrankt auf die Welt kommen. Die erste, die es bemerkt und erfährt, ist ja in der Regel die Hebamme und das Krankenhaus, aber die zweiten sind dann schon die gesetzlichen Krankenkassen. Denn wir kümmern uns sehr schnell um die Versicherung dieses Neugeborenen, die ja kostenfrei ist, und wir kümmern uns sofort um diese Kostenzusage, weil es ja noch gar keine Versicherungskarte gibt. Das soll heißen: Eigentlich hat die gesetzliche Krankenkasse die Möglichkeit, als zweite Instanz darüber Bescheid zu wissen, wann ein Kind oder eine Familie einen Bedarf hat. Diese Kinder, die auch behindert geboren werden, die vielleicht auch nicht mehr im Krankenhaus bleiben müssen, haben ja einen Bedarf an Pflege, haben in der Pflege wiederum vielleicht einen palliativen Bedarf. Und deswegen glaube ich, dass das bei der Krankenkasse am besten angesiedelt wäre.

Wir sind, und das muss ich auch noch einmal dazusagen, das ist ein kleines Wortspiel, man möge mir das nachsehen: wir sind eine Krankenkasse und keine Gesundheitskasse. Die Krankenkasse ist zuständig für Menschen, die genau solche Bedarfe haben, und das am Tag für acht Stunden, vielleicht aber auch noch viel länger. Auch das sollte wirklich so nach außen getragen werden. Die Krankenkasse hätte die Möglichkeit, aufgrund ihrer Zahlen und der systemseitigen Auswertungen die Allianzen zu knüpfen, d.h. sie weiß, welches SAPV-Team in der Region arbeitet oder wer wo wohnt und sich um die Bedarfe kümmern könnte.

Es ist kein Problem, wenn ich von den Eltern eine Erklärung bekomme, dass notwendige Einzelheiten im Rahmen des Datenschutzes auch weitergegeben werden dürfen. Das ist auch immer ein Problem des Datenschutzes, weil ja alle immer denken, dass wir die Daten, die wir erheben, zu unseren Gunsten nutzen. Das ist nicht so, denn oftmals werden auch Daten erhoben oder in Erfahrung gebracht, um der Familie oder den betroffenen Angehörigen zu helfen.

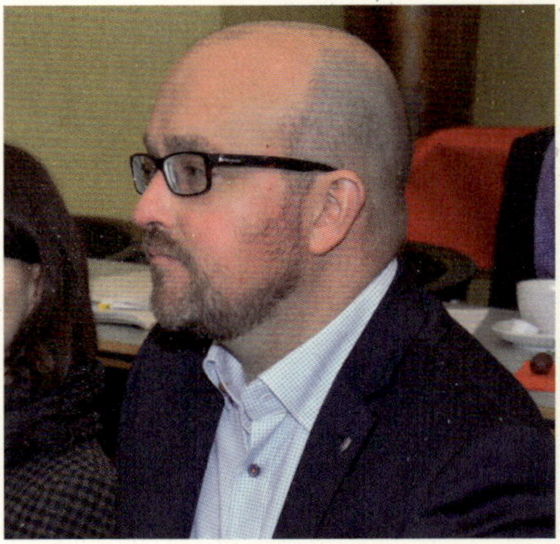

Martin Schafhausen, Anwalt in der Kanzlei Plagemann Rechtsanwälte Partnerschaft mbB: Es ist ja nicht so, dass die Krankenkassen nicht heute schon eine Beratungspflicht trifft. Normen sind da. Wobei ich mit Ihnen in einem Punkt unbedingt übereinstimme: Wir müssen einen Ansatz finden, dass nicht die Betroffenen zum Berater, zum Case-Manager kommen, sondern wir müssen Möglichkeiten finden, dass der Case-Manager zu den Betroffenen kommt. Wenn das die Hausärzte nicht schaffen, weil sie es nicht wollen oder nicht wissen, dann müssen wir uns andere Systeme ausdenken. Dass der Pflegestützpunkt häufig ins Leere läuft, wissen wir auch, also das ist eine große Herausforderung, aber die gesetzliche Verpflichtung, zu beraten, die haben sie heute.

Keil-Löw: Wir haben nicht nur die Pflicht zur Beratung, sondern durchaus auch die Pflicht zum Case-Management durch die Krankenkassen, wie es schon im Gesetz steht, dabei ist es mehr ein Umsetzungsproblem.

Einen Punkt zum Bedarf möchte ich ergänzend zu dem, was Frau Ditzel aus unserer Arbeitsgruppe berichtet hat, noch sagen: Man muss unterscheiden: Es gibt „Bedarf" und „Bedürfnisse". Und in dem Bereich des selbstbestimmten Endes des Lebens habe ich Bedürfnisse, die nicht alle rechtlich greifbar sind. Und der Betroffene hat einen Bedarf, den er, durch Kostenträger abgedeckt, bestimmen kann. Diese Begriffe sollte man unbedingt auseinanderhalten, damit man weiß, in welchem Bereich wir uns rechtlich bewegen und in welchem Bereich man keinen rechtlich definierten Begriff mehr hat.
Sie haben es mit „Grauzone" des Rechts bezeichnet. Aber es gibt eben auch Bedürfnisse, die nicht mehr rechtlich als Ansprüche definiert werden können, sondern die einfach über das Rechtliche hinausgehen.

Hach: Ich würde daran noch einmal anknüpfen, was Frau Dr. Schraut auch beschrieben hat: Dass viele der Pädiater vielleicht nur ein Palliativkind pro Jahr zu sehen bekommen. Das würde eigentlich auch dafür sprechen, dass man Case-Management-Systeme braucht, die eben nicht wieder sektoral in einem bestimmten Landkreis bleiben, und auch neutrale Konzepte entwickeln muss als Fallmanagement für Betroffene und Menschen, die letztendlich da auch Unterstützungsbedarf haben.

Schraut: Eine Ergänzung noch: Also sektorübergreifend würde dann auch heißen, für den stationären und ambulanten Bereich übergreifend zu gelten.

Schindler: „Sektorenübergreifend" hat mich gerade eine Diskussion erinnert, als wir die Empfehlung für die SAPV-Versorgung von Kindern formuliert haben. Da wurde berichtet, dass wenn man ein Kind praktisch aus der Klinik in die SAPV überführen möchte, dann bedarf es praktisch intensiver Gespräche mit den Eltern, die dann in der Klinik stattfinden. Da kommt konkret ein Team von außen in die Klinik und wirkt dort.
Aber das ist vom System der Krankenhausfinanzierung eigentlich her etwas, das unter dem Dach der Klinik passiert und somit durch die Klinikentgelte abgedeckt ist. Diese Leistungen des SAPV-Teams sind aber im Budget nicht einkalkuliert, ist das für die Kinder-Palliative-Care-Teams noch ein Problem?

Schraut: Ja, das ist ein Problem nach wie vor, und da gibt es einen Bedarf, glaube ich. Es ist genau, wie Sie sagen: Die SAPV-Teams sind ja ambulant, sie dürfen nur abrechnen, was sie im ambulanten Bereich erbringen; und wenn das Kind in der Klinik ist, ist es ja nicht ambulant; und eine Klinikleistung ist es natürlich auch nicht. Diese Überleitung ist richtig schwierig, was dann dazu führt, dass manchmal die

SAPV-Teams es freundlicherweise einfach machen, aber leider nicht abrechnen können. Das ist aber eine Arbeit von mehreren Stunden oder unter Umständen sogar mehrmals mehreren Stunden.

Hach: Ich denke, dass man dazu im Zusammenhang auch noch einen Schritt weiter schauen muss. Die Palliativversorgung hat ja einen ganzheitlichen Anspruch und Ansatz, der das Umfeld mit einbezieht, d.h. nicht nur den Versicherten betreut, sondern unter Umständen die Versicherten einer anderen Kasse als Angehörige mitbetreut; und der Ansatz des Palliativen ist ja auch über den Tod hinausgehend. Da fehlen uns einfach auch viel zu viele Informationen, d.h. das wird ja in der Nachbegleitung auch der Angehörigen oft ehrenamtlich erbracht, auch wenn traditionelle Dienste wie SAPV-Teams dies tun. Das kann letztendlich einfach auch nicht nachhaltig weiterverfolgt werden, aber das Thema der Angehörigenbetreuung ist nach wie vor ungeklärt.
Wir wissen auch aufgrund von Studien, dass ungefähr ein halbes Jahr oder bis zu einem Jahr später erst erkennbar ist, wenn es pathologische Züge z.B. von Trauer gibt oder auch die Verarbeitung des Todesfalles nicht gelungen ist. Da kann das Gesundheitssystem eigentlich auch viele Kosten sparen, wenn diese vertrauensvollen Beziehungen, die vorher da waren, bestehen bleiben. Gleichzeitig glaube ich, dass es gerade auch ein ganz besonderer Aspekt bei Kindern und Jugendlichen für deren Eltern ist, dass eine Weiterbetreuung stattfindet.

Panke: Zurzeit wird dieser Bedarf ja teilweise durch Trauergruppen gedeckt, aber es ist natürlich wieder so, dass wir zurzeit keine gesetzlichen Vorgaben für die Trauerbegleitung haben, und also auch keine rechtliche Handhabe hierfür besitzen. Es gibt deswegen umso mehr ganz engagierte Menschen, Selbsthilfegruppen, also Ehrenamtliche, die wunderbar begleiten, aber das sind natürlich dann nicht wieder dieselben, die zuvor den Patienten in den Tod begleitet haben.

Schütz: Daran lässt vielleicht doch anknüpfen: Denn man muss natürlich neben der Frage dieser abstrakten juristischen Diskussionen, welche Steuerungsfähigkeit Recht in welchen Bereichen hat, auch immer sehen, dass man bei bestimmten Bereichen auch zu einer Überforderung des Staates oder eines staatlichen Systems gelangen kann – aus finanziellen Erwägungen, aus personellen Erwägungen etc.
Daher wird die Gesellschaft lernen müssen, in diesen Bereichen eine Selbstorganisation zu übernehmen, etwa in Form ehrenamtlicher Tätigkeit.
Es ist zu erwarten, dass man nicht immer einen Anspruch aus dem Gesetz ableiten kann auf eine solche Leistung. Einen „Vollversorgerstaat" wird es auch in

diesem Bereich nicht geben; und die Gesellschaft muss sich wahrscheinlich auch zwangsweise klarwerden, dass die Zahl derjenigen, die palliativer Pflege und über den Tod hinaus einer Begleitung bedürfen, enorm ansteigen wird. Gleichzeitig wird sie nicht umhinkommen, diese Leistung auch ehrenamtlich zu erbringen. Würde man einen Rechtsanspruch kreieren, der diese Problematik bei einer Großzahl von Fällen auffängt, staatlicherseits finanziert und organisiert, könnte das einen Staat durchaus überfordern, unabhängig davon, ob er bzw. die Gesellschaft so unermesslich reich ist wie die unsrige.

Schindler: Dieser Auffassung, die Sie jetzt formuliert haben, ist ja im Grunde nicht zu widersprechen. Wir haben aber bei dem, was Frau Hach beschrieben hat, praktisch einen Zustand, in dem jemand die Trauerarbeit – mit Hilfe oder ohne Hilfe von Ehrenamtlichen absolviert – eben nicht zu einem Ende bringt. Und dann haben wir hier praktisch eine Gruppe, bei der eine seelische Erkrankung entsteht. In der Folge muss dann der Krankheitswert einer solchen mangelnden Problemverarbeitung durch einen Psychiater immer festgestellt werden.
Daher halte ich es für wichtig, das zu diskutieren, weil dies die Realität ist; und wir als Gesellschaft sammeln solche Konstellationen und haben uns damit zu befassen. Aber das heißt eben nicht, dass praktisch jeder Angehörige, der einen anderen verliert, dann hinterher noch ein halbes Jahr lang unbedingt eine Nachbetreuung braucht.

Sitte: Wir möchten Sie nun abschließend hier auf dem Podium noch um die Formulierung einer „Wunschliste“ bitten, an den Staat, an die Gesellschaft, an die Politik, aus ihrer Sicht zu unserem Thema: „Wo gibt es Bedarfe oder Bedürfnisse? Was sollte geregelt werden? Wo sollte eine Grauzone sein, die gestaltet werden kann?“

Schraut: Das finde ich sehr schwer zu sagen, aber ganz persönlich: Ich würde mir wünschen, dass es die Möglichkeit gibt, sowohl am Lebensanfang als auch am Lebensende und in jeder ganz besonders schwierigen Ausnahmesituation eine individuelle Betrachtung, Therapie und Unterstützungsmöglichkeit zu finden. Gleichzeitig muss die Begutachtung dazu individualisiert möglich sein – und ich glaube, das beinhaltet die Grauzonen.

Panke: Ich finde die Antwort auch schwierig, doch es kann eine Erleichterung sein, dass es seit diesem Jahr eine neue Handlungshilfe in Form der Begutachtungsanleitung zur spezialisierten ambulanten Palliativversorgung und stationären Hospizversorgung gibt. Als ich bei der Begutachtungsanleitung (Richtlinienerstellung nach §

282 Abs. 2 Satz 3 SGB V) mitgewirkt habe, hat unsere Arbeitsgruppe diese Schwierigkeiten auch gesehen, aber, wie ich denke, gut gemeistert. Dieses Regelwerk ist mit der Hilfe einer bundesweiten Sozialexpertengruppe der medizinischen Dienste (SEG 2) und dem GKV-Spitzenverband erstanden. Wir haben hiermit erstmalig wirklich so ein Regelwerk aufgestellt, das für uns alle in dieser Form als Begutachtungsanleitung plastischer ist als die G-BA-Richtlinie, damit auch dann Bedürfnisse erfüllt werden, wenn Bedarfe entstehen. Es muss auch Raum gelassen werden für Ermessensentscheidungen.
Als Ärztin würde ich sagen, dass jedem Sterbenden die richtigen Ärzte und die richtigen Pflegekräfte zu wünschen sind, Angehörige und auch Freunde, die diesen Prozess begleiten, sodass wirklich auch ein Gefühl der Geborgenheit entsteht und dass dieser Ruf nach der aktiven Sterbehilfe oder Beihilfe zum Suizid endlich einmal versiegt. Also das wäre für mich persönlich ein sehr großes Anliegen.
Vom Gesetzgeber her kann man, glaube ich, weniger regeln als von Seiten der einzelnen Helfer vor Ort. Den Menschen, die mit der Palliativversorgung zu tun haben und die dort in diesem Themenfeld arbeiten, wünsche ich natürlich immer viel Kraft; und ich möchte auch noch zum Ausdruck bringen, dass wir noch viel zu wenige qualifizierte Fachkräfte sind. Deshalb wünsche ich mir für die Zukunft, dass noch viel mehr Menschen in den Genuss dieser Weiterbildung kommen und es zum Palliativmediziner oder zur Palliative-Care-Fachkraft bringen. Auch für die Pflegekräfte ist es erforderlich, diese Ausbildung zu machen, damit sie dann mit Rückendeckung und gestärktem Wissen auf diese letzte Phase für die Kranken und Sterbenden eingehen können. Die Menschen, die aus einem gesunden Zustand heraus in die Sterbephase kommen, leiden auch unter verschiedenen Beschwerden. Eine adäquate Behandlung dieser Beschwerden ist entscheidend für das Befinden dieser Menschen in der Nähe des Lebensendes; und ich hoffe, das kommt auch immer mehr und mehr an. Also werden wir diese Leistungen erbringen und verordnen.

Hach: Daran anknüpfend glaube ich, Fort- und Weiterbildung, Qualifikation ist zwar ein Punkt, aber wir brauchen auch wesentlich mehr Zeit – Zeiträume zur Kommunikation; und das fand ich erstaunlich: Im Hinblick auf die heutige Veranstaltung habe ich die Begutachtungsliste SGB XI noch einmal durchgearbeitet.

Da wird am Anfang immer sehr klar das Bedürfnis eines Pflegebedürftigen und hilfsbedürftigen Menschen definiert in der Kommunikation, während es dann bei der Begutachtung des Hilfebedarfes oder des Pflegebedarfes ausgeklammert wird, und zwar deutlich verbalisiert ausgeklammert wird. Es war dort zu lesen, es sei kein Bestandteil der Begutachtung zur Hilfsbedürftigkeit.

Ich denke, dass wir eine andere Definition des Pflegebegriffs brauchen, um diese betroffenen Menschen auch wieder ganzheitlich betrachten zu können. Natürlich muss das auch im Sozialstaat, in unserer gesamtgesellschaftlichen sozialen Verantwortung leistbar und machbar sein. Aber ich glaube auch, dass wir gerade, was den palliativen Bedarf betrifft, den wir nicht nur am Lebensende abbilden können müssen, viel Zeit brauchen für Kommunikation, für Therapie – und das über die Sektoren und Grenzen hinweg.

Ganz wesentlich finde auch, die Koordination jetzt nicht nur in spezialisierten Teams vorzunehmen, sondern im Prinzip auch immer in der Basisversorgung genau zu schauen: Wer hat da den „Hut auf", wer ist im Prinzip der Koordinator, müssen wir den an einer Berufsgruppe festmachen, müssen wir den an einem sektoralen Bestandteil festmachen, also auch da kreative Lösungen entwickeln zum Wohl der Patienten. Denn ich glaube, dass wir zum einen sehr viel Leid, zum anderen sehr viel Kosten sparen würden im Gesundheitswesen, wenn wir solche Modelle hätten. Dabei ist es sicher auch sinnvoll, die Verteilung der Vergütungssektoren im Gesundheitswesen genau zu betrachten und auch hier über Möglichkeiten bedarfsgerechter und populationsorientierter Versorgungs- und Vergütungssysteme nachzudenken.

Ditzel: Was ich noch gut fände, ist, wenn es eine gesetzliche Verpflichtung der Krankenkassen gäbe, dass sie, sobald sich z.B. palliativer Bedarf abzeichnet, in die Pflicht genommen würden, die Angehörigen und die Betroffenen umfassend zu informieren. Es gibt zwar eine allgemeine Beratungspflicht, da gibt es aber schon immer wieder Probleme: Muss ich erst den Antrag stellen auf Beratung, was passiert dann? Also, ich denke, es wäre schön, wenn eben auch die Leistungsträger, sprich: Kranken- und Pflegekassen, dann von sich aus auf die Menschen zukommen würden und sie nur ein Formular ausfüllen müssten und nicht fünf oder sechs Formulare. Das entspricht ja auch im Wesentlichen dem, was Sie jetzt geäußert hatten. Und das fände ich schon sehr gut.

Schindler: Die Vorstellung ist wirklich ein Traum – jetzt ohne Sarkasmus. Was glauben Sie, wie viele Versicherte herumlaufen, die Palliativpatienten sind, aber es nicht wissen. Weil ihnen von denjenigen, die sie versorgen, diese Rolle nicht vermittelt wird.
Wir stehen da in der Tat noch an den Anfängen und wir wissen ja als Krankenkasse noch gar nicht, wie viele Palliativpatienten sich in unserer Klientel befinden. Denn wir merken das erst bei der Abrechnung, wenn da ein gewisses „Bapperl" klebt. Also wenn jemand ein Diabetesmedikament verordnet bekommt, dann wissen wir: das ist ein Diabetiker. Und wenn ein Hausarzt zum ersten Mal eine Palliativpauschale abrechnet, dann können wir sehen: aha, da ist jetzt etwas anders geworden.

Aber dann auf einen Menschen zuzugehen als Kasse in der frühen Phase einer palliativen Versorgung? Da würde ich lieber dafür sorgen, dass diejenigen, die primär am Patienten dran sind, in ärztlicher und pflegerischer Zusammenarbeit die palliative Situation mit den Patienten und deren Angehörigen erstmal besprechen. Dass dafür natürlich dann auch die Zeit finanziert werden muss, dazu sind dann wir wieder in der Pflicht.

Notwendiges für die Zukunft, das schon bald Gesetz werden muss

Das hier dokumentierte Symposium hat die „Bedarfe“ und „Bedürfnisse“ schwerstkranker Menschen zum Thema eines Dialogs zwischen den Verantwortlichen in Praxis und Justiz gemacht. Auch wenn man Grenzen der Leistungsfähigkeit des Sozialstaats im Speziellen wie auch der gesetzlichen Regulierung generell wird akzeptieren müssen, zeigt sich – ungeachtet flankierenden ehrenamtlichen Engagements etwa in der Seelsorge – massiver, auch gesetzgeberischer Handlungsbedarf insbesondere im Bereich der Palliativpflege bei der Betreuung Schwerstkranker: Dabei geht es nicht nur um die Normierung neuer Ansprüche, die die besondere Situation am Lebensende berücksichtigen, sondern auch um die Herstellung von Rechtssicherheit für das Handeln und Entscheiden der Leistungsträger.

Vor diesem Hintergrund greift das Vorhaben der Bundesregierung, ein Hospiz- und Palliativgesetz (HPG) auf den Weg zu bringen, ein ebenso dringendes wie zentrales Anliegen der Gesellschaft auf. Hierzu hat die Deutsche PalliativStiftung eine umfangreiche Stellungnahme mit Verbesserungsvorschlägen vorgelegt, die sie mit vielen Verbänden, Gruppen und Menschen aus der Praxis der Versorgung Schwerstkranker und Sterbender beraten und abgestimmt hat.

Nicht nur wegen der fundamentalen Bedeutung für Menschen, die palliativer Pflege bedürfen, ist dieses Gesetzgebungsprojekt zum Erfolg verdammt. Wir weisen ausdrücklich darauf hin, dass eine Mehrheit der Deutschen den organisierten, assistierten Suizid, ja sogar die Tötung auf Verlangen und vielleicht auch aus Mitleid befürwortet, so dass das neue Gesetz wirklich gut werden muss, wenn es Alternativen zur Euthanasie aufzeigen soll. Dabei sind die hospizlich-palliativmedizinischen Möglichkeiten theoretisch exzellent, werden aber noch lange nicht überall ausreichend angewandt. Niemand muss leiden, wenn diese doch bereits bekannten Möglichkeiten auch rechtzeitig ausgeschöpft würden. Daher muss das HPG die Probleme klar ansprechen, die tägliche Arbeit nachhaltig erleichtern, Rechtsunsicherheiten beseitigen und Versorgungsmöglichkeiten fördern.

Rechtsunsicherheiten beim „Sterben-Zulassen“ sollen beseitigt werden. Dabei wird verkannt, dass man als Arzt – theoretisch – nicht nur bei diesem Zulassen in einem strafrechtlichen Graubereich agiert, sondern auch und insbesondere bei der medizinisch angemessenen Symptomlinderung mit dem Betäubungsmittelgesetz immer noch in einen heftigen Konflikt kommt. Wo kein Kläger, dort kein Richter ist hierbei kein sicherer Schutz vor einer Freiheitsstrafe!

Unbestritten ist, dass natürlich niemand mit aller medizinischer Macht zum Weiterleben gezwungen werden darf. Man muss auch „sterben dürfen“. Das Sterben-

Zulassen macht sich kein Arzt leicht und doch fällt es manch einem Arzt vielleicht sogar zu schwer... Es gilt gleichwohl die Prämisse, dass kein menschliches Leben aktiv beendet werden darf! Daraus folgt die Aufgabe auch des Gesetzgebers, die Kenntnis der Betroffenen von den Optionen der Hospizarbeit und Palliativversorgung als lebensbejahende Alternativen sicherzustellen und gleichzeitig den Zugang dazu für jeden angemessen verfügbar zu machen.

Gerade Letzteres ist im Rahmen des Symposiums mehr als deutlich geworden: Die außergewöhnliche Belastungssituation für die Sterbenden wie auch ihre Angehörigen lähmt sämtliche Kapazitäten, die zu einer aktiven Nachfrage nach den Handlungs- und Pflegemöglichkeiten erforderlich sind – oder lassen sie gar nicht erst entstehen. Daher bedarf es mehr als abstrakter Beratungs- und Auskunftspflichten, wie sie etwa in §§ 14, 15 SGB I normiert sind. Vielmehr müssen regionale Strukturen geschaffen werden, die einschließlich eines „Case-Managements" auch dazu ausgestattet, personell tatsächlich qualifiziert und in der Lage sind, orts- und zeitnah „Bedürfnisse" und „Bedarfe" in der palliativen Situation zu erkennen, den Zugang zu den Möglichkeiten und Leistungen der allgemeinen wie spezialisierten ambulanten Palliativpflege zu vermitteln oder bereitzustellen und ihrerseits aktiv auf die Betroffenen „zugehen" zu können.

An dieser Stelle soll auf drei Schwerpunkte hingewiesen werden, deren zentrale Bedeutung in der pflegerischen Praxis seit Langem bekannt und im Rahmen des Symposiums noch einmal deutlich geworden ist:

Allgemeine ambulante Palliativversorgung (AAPV) explizit im Gesetz verankern

Nicht zuletzt durch die Erfahrungen mit der „spezialisierten ambulanten Palliativversorgung" (SAPV-Praxis) in den letzten Jahren ist offensichtlich geworden, dass es notwendig ist, neben der SAPV auch die „allgemeine ambulante Palliativversorgung" (AAPV) gesetzlich zu konkretisieren und die bestehenden Versorgungsstrukturen zu einem vernetzten Leistungsgeschehen auszugestalten – wie dies nun in ersten Ansätzen im vorliegenden Referentenentwurf bereits erkennbar ist. Dabei dürfen aber weder der Aufbau der SAPV behindert noch die Leistungsinhalte verwässert werden. Hierzu reichen die geplanten Änderungen aus Sicht der Deutschen Palliativstiftung noch nicht ganz aus, vielmehr müssen weitergehende Anpassungen im SGB V vorgenommen werden.

Der Begriff „allgemeine ambulante Palliativversorgung" (AAPV) muss zur Vorgabe einer koordinierten, vernetzten Palliativversorgung, insbesondere auch abgrenzbar von der SAPV in sie überleitend verankert werden. Hierzu ist ein § 37c in das SGB V wie folgt einzufügen:

„§ 37 c Allgemeine ambulante Palliativversorgung

(1) Versicherte mit einer nicht heilbaren Erkrankung haben im Rahmen der haus- und fachärztlichen Versorgung Anspruch auf eine bedarfsgerechte allgemeine ambu-

lante Palliativversorgung einschließlich deren Koordination, sofern eine spezialisierte ambulante Palliativversorgung noch nicht angezeigt ist. Diese Leistung ist in der Regel unter Einbeziehung eines geeigneten Pflegedienstes durch Verordnung von spezifischen Leistungen der Häuslichen Krankenpflege an den unter § 37 Absatz 2 aufgezählten Orten zu erbringen. Versicherte in stationären Pflegeeinrichtungen oder Hospizen haben einen Anspruch auf hausärztliche Leistungen im Sinne von Satz 1, die palliativpflegerischen Leistungsvorgaben sind für stationäre Pflegeeinrichtungen gesondert festzulegen. Den besonderen Belangen von Kindern ist Rechnung zu tragen.

(2) Leistungserbringer der allgemeinen ambulanten Palliativversorgung sind zur Mitarbeit in regionalen Hospiz- und Palliativnetzen als Teil der Koordination verpflichtet. Struktur, Verortung und finanzielle Ausstattung der Koordinierungsstellen sind durch Landesgesetz zu regeln. Dabei sollen insbesondere kommunale Gebietskörperschaften zu Trägern von Koordinierungsstellen als Basis der regionalen Palliativnetze bestimmt werden; bestehende Versorgungstrukturen sind zu berücksichtigen."

Dabei kann die Bedeutung regionaler Palliativ- und Hospiznetzwerke mit eigenständigen Koordinierungsstellen als Grundlage regionaler Hospiz- und Palliativversorgung gar nicht überschätzt werden, so dass sie zwingend einer gesetzlichen Verankerung bedürfen.

Empfehlung zur verbesserten Versorgung mit Medikamenten

Die Problematik der rechtlich konformen, zeitgerechten und ausreichenden Versorgung mit Medikamenten und die Beschaffung von Verordnungen für Medikamente, Heil- und Hilfsmittel gestaltet sich in der Praxis immer wieder sehr schwierig. Hierzu hat die PalliativStiftung umfängliche Vorschläge erarbeitet.

Insbesondere bei Kinderhospizen sind sie vom sehr weit entfernten Hauskinderarzt nicht sicherzustellen, da sie aus rechtlichen Gründen nicht ohne weiteres dort ausgestellt und per Post versandt werden dürfen. Aus diesem Grunde soll es Kinderhospizen generell ermöglicht werden, hierzu eine Zulassung als eine Institutsambulanz zu erhalten.

Empfehlung eines gesonderten Kapitels im HPG, das den besonderen hospizlichen und palliativen Betreuungsumfang von jungen Menschen beschreibt

Der ambulante und stationäre hospizliche- und palliative Pflege- und Betreuungsumfang von Kindern, Jugendlichen und jungen Erwachsenen unterscheidet sich erheblich von dem Erwachsener. Hierfür ist daher ein gesondertes Kapitel im HPG einzuräumen.

Einrichtungen der Kinderhospizarbeit, aber auch pädiatrische Palliativeinrichtungen arbeiten heute bereits unter ganzheitlicher Betrachtungsweise. Die Begleitung der erkrankten jungen Menschen erfolgt unter systemischer Sichtweise, dazu gehört nicht nur die Begleitung der Sterbenden, sondern auch der nahen Angehörigen (Eltern und Geschwister).

Bisher gab es auf Seiten der Kostenträger – mit Verweis auf die fehlende Ermächtigung im Gesetz – immer wieder Vorbehalte in Bezug auf die Finanzierung von Leistungen auch für die Begleitung von Eltern und Geschwistern. Der bisherige Entwurf des HPG läuft Gefahr, diesen Dissens fortzuschreiben. Daher muss eine ausdrückliche gesetzliche Normierung solcher Leistungen erfolgen. Eine zusätzliche Formulierung im SGB wäre denkbar: „Die in § 39a Abs.1 SGV benannten zurechenbaren Kosten berücksichtigen die besonderen Belange von Kindern, indem sie in einer Richtlinie des Gemeinsamen Bundesausschusses der Ärzte und Krankenkassen festlegen, dass insbesondere geregelt wird:

- ein besonderer, versorgungsgerechter Personalbedarf zur Pflege des erkrankten jungen Menschen, der deren besonderen Bedarfe einbezieht und jene der An- und Zugehörigen,
- Art, Inhalt und Umfang der Aufnahme und Begleitung von Eltern- und Geschwistern und der im Zusammenhang stehende Personalschlüssel, zudem
- die ärztliche Versorgung im stationären Kinderhospiz
- die Notwendigkeit der Verordnung von Medikamenten, Heil- und Hilfsmitteln für die Gäste/ Patienten, eine Aufnahme von langjährig betreuten Patienten auch über die Altersgrenzen hinaus."

Der angestoßene Gesetzgebungsprozess wird eine Vielzahl von Interessen zu berücksichtigen haben. Die pandemische Ökonomisierung praktisch aller Lebensbereiche hat längst auch das Gesundheitswesen überrollt und wird daher auch trotz der ebenso zentralen wie unabdingbaren Inhalte des HPG die Frage der Finanzierbarkeit von Leistungsansprüchen in den Mittelpunkt rücken. Angesichts des Reichtums unserer Gesellschaft ist nicht die Knappheit der finanziellen Ressourcen als solche ein Problem, sondern deren Verteilung, die insbesondere eine Prioritätensetzung durch den Gesetzgeber erfordert. Die Mitglieder des Deutschen Bundestages sind daher aufgefordert, den Bedarfen und Bedürfnissen schwerstkranker Menschen den vorrangigen Stellenwert einzuräumen, der ihnen zukommt. Dabei wird die Ausgestaltung des HPG nicht nur über die Ansprüche Einzelner entscheiden, sondern Ausweis für die Humanität der deutschen Gesellschaft sein.

Die Verhältnisse in Haftanstalten sind seit jeher Gradmesser für die Rechtsstaatlichkeit eines Gemeinwesens („Zeig' mir Deine Gefängnisse und ich sage Dir, in welchem Land Du lebst.").

In gleicher Weise ist der Umgang mit Sterbenden, egal welchen Alters, Beleg für die Menschlichkeit einer Gesellschaft. In dieser Hinsicht muss und kann Deutschland Vorbild sein. Das Hospiz- und Palliativgesetz bietet die Chance dafür – man muss sie nur nutzen.

Glossar zur Diskussion über die Beihilfe zum Suizid

„Sterbehilfe"
Eine gesetzliche Differenzierung zwischen der erlaubten Form der *passiven Sterbehilfe* und der nicht erlaubten Form der *aktiven Sterbehilfe* gibt es bislang nicht (erster Ansatz zur Unterscheidung vom BGH 2010).
Unklare Definitionen führen zu Fehlgebrauch. Aus hospizlich-palliativer Sicht ist dieser Begriff ein unangemessener Euphemismus und deswegen zu vermeiden. Deshalb in Anführungszeichen.

Aktive Lebensverkürzung
Vorschlag als Sammelbegriff für *Tötung auf Verlangen* und *Suizidbeihilfe* um die Diskussion klarer zu gestalten.

Suizid = Selbsttötung
(fälschlich: Selbstmord oder Freitod)
Selbsttötung ist der eindeutig neutrale Begriff für Handlungen, mit der ein Mensch sich selber das Leben nimmt.
Inwieweit ein Bilanzsuizid, der als Ausdruck einer freien Willensäußerung verstanden wird, überhaupt gegeben sein kann, ist gerade bei Psychiatern sehr umstritten. In der Regel liegt in der Palliativsituation ein Zustand vor, bei dem bestimmte Ängste ursächlich für den jeweiligen Sterbewunsch sind.
Problem: *Freitod* (wirklich frei und selbstbestimmt?) oder *Selbstmord* (Mord = Verwerflichkeitsurteil!) sind wertend und deswegen problematisch.

Suizidassistenz = Beihilfe zur Selbsttötung
Beihilfe zum *Suizid* ist straffrei, da Selbsttötungsversuche in Deutschland straffrei sind. Dies gilt für alle Menschen jeder Berufsgruppe. So handeln Ärzte straffrei, die *Suizidassistenz* leisten, auch wenn dies standesrechtlich teilweise nicht zulässig ist.
Durch Sterbehilfeorganisationen wie Dignitas, Exit, den früheren Hamburger Justizsenator Roger Kusch und Einzelpersonen ist das Problem der **gewerblichen** (gegen eine Vergütung), **organisierten** (z.B. vereinsmäßig) und **geschäftsmäßigen** (wiederholten, routinemäßigen) Förderung der Beihilfe zur Selbsttötung ins Bewusstsein der Öffentlichkeit gerückt.
Hier gibt es unterschiedliche Standpunkte: 1. Ablehnung jeglicher **organisierter** Beihilfe zum *Suizid*, also z.B. auch durch gemeinnützige Vereine, um die Hemmschwelle für einen *Suizid* so hoch wie möglich anzusetzen.

2. Anerkennung des bewusst gewollten *Suizides* unter verschiedenen Bedingungen (Lebensbilanz, Angst vor Leiden, bestehendes Leiden,...). Wobei die Ansichten teils noch zu differenzieren sind: als Recht auf eine solche Dienstleistung, selbst bei psychischen Krankheiten oder auch nur als Recht ausschließlich in extremen Leidenssituationen am Lebensende nach einer Gewissensentscheidung des (behandelnden) Arztes.
Problem 1: *Suizidassistenz* als entlohnte Dienstleistung: Erforderliche Überwachung und Qualitätssicherung?
Problem 2: Extremschicksale mit *Suizidassistenz* als tatsächlich einzig denkbarer Lösung sind nicht immer auszuschließen, mit guter hospizlich-palliativer Versorgung werden sie sich auf wenige Einzelfälle beschränken.

Aktive „Sterbehilfe" = Tötung auf Verlangen
Aktiver Eingriff in den Lebensprozess um ein Leben zu beenden.
Tötung auf Verlangen ist in Deutschland (auch in der Schweiz!) strafbar (§ 216 StGB) und lediglich in den BeNeLux-Staaten, dort als Euthanasie bezeichnet, unter bestimmten Bedingungen erlaubt. Euthanasie wird dort von Ärzten mit Medikamenteninjektion in einem Umfang offiziell praktiziert, der für Deutschland etwa 25.000 Tötungen pro Jahr entspräche.
Problem: Kann ein Patient keinen *Suizid* (mehr) begehen, hätte er dann ein Recht zur *Tötung auf Verlangen*?

Passive „Sterbehilfe", besser: Sterben-Zulassen
Medizinisch begleitetes *Sterben-Zulassen* ist Unterlassung oder Abbruch lebensverlängernder Maßnahmen wie künstliche Ernährung und Beatmung, Behandlung mit Antibiotika u. a. m. entsprechend dem *Patientenwillen*, wobei dem natürlichen Krankheits- oder Sterbeprozess seinem Lauf gelassen wird. *Passive Sterbehilfe* ist geboten, wenn es dem Willen des Patienten entspricht (wegweisendes BGH-Urteil aus 2010). In Deutschland ist *passive Sterbehilfe* erlaubt.
Problematisch ist der Begriff *passive Sterbehilfe*, gerade weil er auch Handlungen umfasst, die nach allgemeinem Verständnis von Nicht-Experten als *„aktiv"* zu bezeichnen sind, etwa das Abschalten des Beatmungsgerätes. Mittlerweile ist eindeutig geklärt, dass z.B. Abschalten genauso zu werten ist wie das nicht Beginnen der künstlichen Beatmung (BGH 2010).

Indirekte „Sterbehilfe"
Medikamentengabe, bei der durch Nebenwirkungen ein nicht auszuschließender vorzeitiger Tod in Kauf genommen wird.
Wegweisendes Urteil des BGH 1996: Es ist erlaubt oder sogar geboten, schmerzlin-

dernde Medikamente auch in einer Dosis zu verabreichen, die als unbeabsichtigte Nebenwirkung die Sterbephase verkürzen könnte. Gleiches gilt bei Nebenwirkungen anderer Maßnahmen. Ähnlich verlautbarte schon Papst Pius XII. 1957.
Durch den sachgerechten, symptomkontrollierten Einsatz von Opioiden („Morphium") verbessert sich die Lebensqualität. Durch die Entlastung von Symptomen verlängert sich die Lebenszeit.
Problem 1: Unsicherheit verhindert häufig den rechtzeitigen Einsatz der Medikamente.
Problem 2: Irreführend, da eine symptombezogene Indikation nicht auf Verkürzung des Lebens abzielt.

Patientenwille

Der *Patientenwille* kann in jeder beliebigen Form geäußert – z.B. als schriftlich erstellte Patientenverfügung oder als mündlich erklärter Behandlungswunsch – und jederzeit formlos widerrufen werden.
Der *Patientenwille* ist für jeden Behandler verbindlich.
Problem: Ohne schriftliche Verfügung, ist dann der *mutmaßliche Wille* i.d.R. schwieriger herauszufinden.

Patientenverfügung

Schriftlich oder mündlich nach 1901a BGB zulässig: Vorausverfügter Wille eines Menschen für den Fall, dass dieser seinen Willen zu gegebener Zeit nicht mehr äußern kann, wenn Entscheidungen, z.B. zu indizierten Therapien getroffen werden müssen (§1901a (1) BGB).

Mutmaßlicher Wille

Ist kein *Patientenwille* eruierbar, muss der *mutmaßliche Wille* herausgefunden werden, um eine dem – nun mutmaßlichen – Willen des Patienten entsprechende Entscheidung treffen zu können (§1901a (2) BGB).

Indikation für lebenserhaltende Maßnahmen

Ärztliche Entscheidungen sind eingebettet in juristische, gesellschaftspolitische und ökonomische normative Bedingtheiten. Die ärztliche Verpflichtung zur Lebenserhaltung besteht nur bei medizinisch und ärztlich indiziertem, kurativem Therapieziel **und** Einwilligung des Patienten. Es wird ein Behandlungsvorschlag erarbeitet. In der Palliation erlischt diese Verpflichtung.

Therapiezieländerung
Wechsel eines Therapieziels von Kuration (Heilung, Lebensverlängerung, Krankheitsbekämpfung) hin zur Palliation, also Linderung der Not. Am Lebensende erfolgt von Rechts wegen eine *Therapiezieländerung*.
Problem: Häufig fließender Übergang zwischen beiden Therapiezielen, bzw. paralleles Vorhandensein beider.

Symptomkontrolle
Reduktion der als belastend empfundenen Beschwerden auf ein erträgliches Maß. Gleichzeitig bleibt z.B. eine ausreichende Atmung erhalten. Der Patient hat nicht mehr Nebenwirkungen als notwendig und empfindet wieder mehr Lebensqualität. Es ist auch möglich, den Patienten *symptomkontrolliert* schlafen zu lassen, wenn er dies möchte (siehe *Sedierung*).

Sedierung
Beruhigung. Dabei erhält der Patient beruhigende Medikamente (Schlafmittel, Psychopharmaka, Betäubungsmittel) in einer ausreichenden Dosis, damit er ruhiger wird, leicht schläft, aber erweck- und ansprechbar bleibt. Eine *Sedierung* kann bei krankhafter Angst und Unruhe nötig sein. (Siehe auch *palliative Sedierung*)

Palliative Sedierung
Unter palliativer Sedierung wird die Gabe von sedierenden Medikamenten auf Wunsch des Patienten zur Minderung des Bewusstseins verstanden, um sonst unbehandelbare Beschwerden (Atemnot, Schmerzen, Angst, Unruhe, Übelkeit u.v.m.) am Lebensende in einer ethisch akzeptablen Weise zu lindern und kontrollieren zu können. Hierbei kann der Patient auch in den Tod hineinschlafen.
Bei **lege artis** durchgeführter *palliativer Sedierung* wird durch diese Symptomkontrolle Sterben **nicht beschleunigt**.
Die *palliative Sedierung* kann sehr kurz dauern oder viele Tage erforderlich sein.
Problem: vermeintliche Nähe zu *aktiver „Sterbehilfe"*.
Während bei *aktiver „Sterbehilfe"* das Ziel verfolgt wird, das Leben des Patienten durch die Verabreichung einer deutlich über dem therapeutischen Bereich dosierten Substanz vorzeitig zu beenden, liegt bei der *palliativen Sedierung* das Ziel in der *Symptomkontrolle* und Leidenslinderung durch die **Minderung des Bewusstseins** mit einer angemessen dosierten, wiederholten Medikamentendosis. Wichtig ist eine gute Dokumentation. Tritt der Tod dabei ein, entspricht dies dem natürlichen *Sterbenlassen*.

Terminale Sedierung

Teils wird der Begriff *„terminale"* synonym zu *„palliative" Sedierung* verwendet, teils aber auch für eine nicht akzeptable Form der *Tötung.* Dabei bestünde die Intention zu einem beschleunigten Herbeiführen des Todes. Es wird nicht *symptomkontrolliert* sediert, sondern so tief, dass sich die Atmung des Patienten verlangsamt, bis sie ganz aufhört.

Problem: Für Nicht-Experten ist die *terminale* schwer von der *palliativen Sedierung* zu unterscheiden.

Körperverletzung (am Lebensende)

Hier: Durchführung medizinisch indizierter Maßnahmen gegen den *Patientenwillen* (siehe dort), Durchführung nicht indizierter Maßnahmen und die Nichtbehandlung von Leiden des Patienten. Es ist ein Problem der täglichen Praxis.

Häufiges, grundsätzlich justiziables Delikt im Rahmen einer Futility („Vergeblichkeit", Fehl- oder Überversorgung) am Lebensende, wird in der Regel aber nicht verfolgt, weil es nicht angezeigt wird.

Problem: Behandlung gegen den *Patientenwillen* (Körperverletzung § 223 StGB).

Aktualisiert: Fulda, den 29.04.2015

Thomas Sitte

Die Deutsche PalliativStiftung

Never doubt that a small group of thoughtful, commited citizens can change the world. Indeed, it is the only thing that ever has. (M. Mead)

Am 8. Mai 2010 wurde die Deutsche PalliativStiftung von acht Praktikern der Hospizarbeit und Palliativversorgung unabhängig von etablierten Strukturen gegründet. Sie ist damit eine „junge" Stiftung, hat jedoch von Anfang an durchaus ambitionierte Ansprüche und Ziele. Die acht Gründungsstifter kamen aus der Pflege, Seelsorge, Medizin, Physiotherapie und Betriebswirtschaft. Ihr erklärtes Ziel ist es, sich sowohl für Erwachsene wie auch für Kinder und gemeinsam stark machen, sodass sich die Öffentlichkeit hin zu einem angemessenen hospizlich-palliativen Denken weiter öffnet. Von Margaret Mead (1901–1978), einer amerikanischen Ethnologin und Philosophin des vergangenen Jahrhunderts stammt die oben genannte Aussage, die aufs Deutsche übertragen lautet: *„Zweifle nie daran, dass eine kleine Gruppe nachdenklich engagierter Bürger die Welt verändern könne. In der Tat, es ist der einzige Weg, auf dem es je gelang."*

Neue Akzente setzen

So setzten sich die Gründer der PalliativStiftung gemeinsam ein für eine bessere Fürsorge für schwerkranke und sterbende Menschen aller Altersstufen. Da die Gründer die Hospizarbeit und Palliativversorgung aus unterschiedlichsten Perspektiven kennen, ist es auch ihr Ziel, die verschiedenen Erfahrungen zu einem Ganzen zusammenfügen: „Jeder Mensch soll die Unterstützung finden, die er in der hospizlich-palliativen Versorgung benötigt und sagen können: „Wie gut, dass ich mich immer auf Hospizarbeit und Palliativversorgung verlassen kann", so Pfarrer Matthias Schmid aus Gießen, stellvertretender Vorstand des Stiftungsrates. Auch die hinzugekommenen Stiftungsräte sind in den verschiedensten Berufsgruppen und Positionen tätig, sodass es zu einem wunderbar dynamischen Austausch kommt. So unterschiedliche Erfahrungen und Sichten sind nach Auffassung der Gründer ideal, um bundesweit die Entwicklung der Palliativ- und Hospizversorgung weiter voran zu bringen.

Thomas Sitte, einer der Gründer und Vorstandsvorsitzender der Stiftung ergänzt: „Werbung unter den verschiedensten Vorzeichen für die verschiedenen Versorgungsmöglichkeiten ist damit für uns ein wichtiges Anliegen. Wir erproben gewissermaßen Edutainment für ein ernstes Thema." So gibt es Informationsmaterial für Laien und Experten in verschiedenster Form, Konzerte, CDs, Lesungen, Aktionen im Sport *(www.irunforlife.de)*, Fotowettbewerbe und Kalender rund um das Thema der Begleitung und Versorgung am Lebensende.

Plattform für Engagierte

„Die Deutsche PalliativStiftung versteht sich als Plattform für engagierte Laien, Fachleute, Ehren- und Hauptamtliche und will sich mit ihnen gemeinsam in allen Fragen der hospizlichen und palliativen Versorgung engagieren", ergänzt die Vorsitzende des Stiftungsrates, Veronika Schönhofer-Nellessen, Sozialarbeiterin aus Aachen. Die Stiftung will dabei helfen, dass regionale Initiativen solide wachsen und im Austausch miteinander gefestigt werden.

„Wichtige rechtliche Fragen rund um das Lebensende sind teils überhaupt nicht, teils widersprüchlich rechtlich geregelt", betont die stellvertretende Vorstandsvorsitzende Prof. Dr. jur. Ruth Rissing-van Saan, „hier haben wir bereits zu wegweisenden Entscheidungen beigetragen, aber auch auf diesem Gebiet liegt noch viel Arbeit vor uns!" Insbesondere beim Problem der Versorgung von Palliativpatienten mit Betäubungsmitteln im Notfall zur Unzeit hat die PalliativStiftung die wesentlichen Impulse gegeben und so zu einer Verbesserung der Situation beigetragen.

Nachhaltig fördern

„Wir haben noch lange nicht die ganzheitliche Medizin, die dafür nötig und in einem Wohlstandsland wie Deutschland sicher möglich wäre", ergänzt Thomas Sitte, Vorstandsvorsitzender und Palliativmediziner aus Fulda. Deshalb wollen die Stifter die weitere Entwicklung von Palliativ- und Hospizversorgung nachhaltig fördern. Die Deutsche PalliativStiftung will Netz und Sicherheit für die Menschen bieten, die in diesem Bereich professionell und ehrenamtlich tätig sind, damit die Hilfe bei den Betroffenen direkt und auch langfristig ankommt. „Die Stiftung motiviert zur gelebten Zusammenarbeit."

„Die Leistungen, die in der Versorgung von schwerstkranken Patienten jeden Alters erbracht werden, verdienen großen Respekt!", betont Pfarrer Schmid. Die Stiftung ist regional und bundesweit tätig. Bereits vorhandene Projekte und noch entstehende Ideen werden miteinander vernetzt. Als eine der ersten Aktivitäten initiierten und unterstützten die Gründer den bundesweit ersten Fachkongress zur ambulanten Palliativversorgung, der am 28. Juni 2010 in Berlin mit großem Erfolg stattfand, aber auch z.B. einen Empfang eines kleineren Kreises von PalliAktiven in Berlin, bei dem sogar Daniela Schadt, die Lebensgefährtin des Bundespräsidenten zu Gast war. Besonderen Wert haben die Gründungsstifter darauf gelegt, dass sie unabhängig und nicht gewerblich oder in Verbänden verpflichtend gebunden sind. Dabei verbindet sie ein großes gemeinsames Ziel: Sie möchten ihre Erfahrungen mit einem multiprofessionellen Blick zu einem Ganzen zusammenfügen und damit ihrem Idealbild ein Stück näher kommen.

Vorhandene Projekte vernetzen

Die Aktivisten sehen die Deutsche PalliativStiftung damit als perfekte Ergänzung zu den anderen Förderern und möchten regional, überregional und bundesweit tätig werden.

Der Stiftungssitz ist mit sehr günstiger Verkehrsanbindung im ICE-Netz in Fulda. Das Gebäude liegt eine Minute vom Bahnhof entfernt. So bietet sich PalliAktiven die Möglichkeit, im Seminarzentrum Workshops durchzuführen. „Als nachhaltige Aufgabe übernahmen wir zum Beispiel mit „palliativ.net" Betrieb und Weiterentwicklung des deutschen Informationssystems für Fragen der Hospiz- und Palliativarbeit", hebt der Schatzmeister Dr. phil. Arnd T. May, Ethiker aus Halle, hervor. „Zum weiteren Auf- und Ausbau der Arbeit benötigt die Deutsche PalliativStiftung finanzielle, ideelle und politische Unterstützung!"

In eigener Sache

Die PalliativStiftung möchte an dieser Stelle auch um Mithilfe werben. Die Ziele und die damit verbundene Stiftungsarbeit brauchen viele Hände und Hilfe, um Veränderungen anzustoßen und notwendige Hilfen geben zu können.

Dabei muss es nicht immer nur Geld sein: TTT – Talent, time or treasure, jeder Mensch hat etwas, das er beitragen kann. Unterstützen Sie uns mit Zeitspenden im Büro, bei Veranstaltungen und vielem mehr.

Können Sie etwas Besonderes? Sind Sie IT-Spezialist, besonders beredsam, super im Organisieren? Die PalliativStiftung braucht Sie! Oder helfen Sie mit Geldspenden oder Förderbeiträgen.

Auch dieses Buch wurde weitestgehend ehrenamtlich produziert und subventioniert verlegt. Deshalb bittet die Deutsche PalliativStiftung Sie als interessierten Leser, Mitglied in ihrem Förderverein zu werden. An der Beitragshöhe sollte es nicht scheitern, ab 10 € im Jahr sind Sie dabei.

Informieren Sie sich im Büro persönlich, per Mail oder Telefon oder schauen Sie auf die Website *www.palliativstiftung.de*.

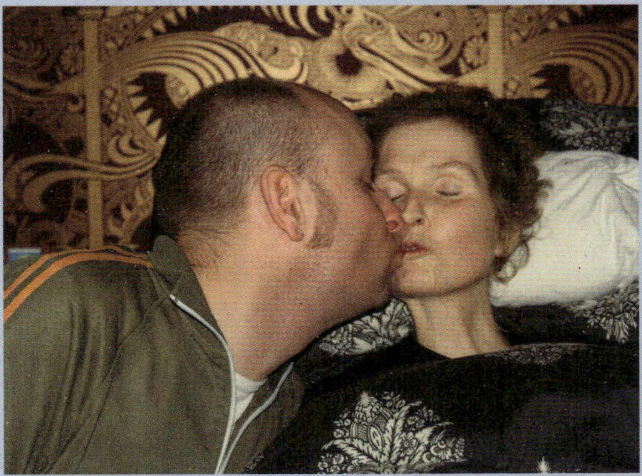

Alle angebotenen Bücher, Kalender, usw. sind bei uns zu attraktiven Preisen erhältlich, weil wir damit zur Aufklärung über die Möglichkeiten von Hospizarbeit und Palliativversorgung beitragen und sie weit verbreiten wollen. Die Artikel sind durch viel Engagement, Spenden und ehrenamtlichen Einsatz so gut geworden! Wir würden uns natürlich freuen, wenn auch viel gekauft wird, damit wir wiederum mehr für Sie produzieren können.
Alle Preise sind Brutto-Einzelpreise.
Die Mitglieder unseres Fördervereins erhalten alle Materialien versandkostenfrei.
Gerne können wir auch über Rabatte beim Kauf größerer Mengen reden.

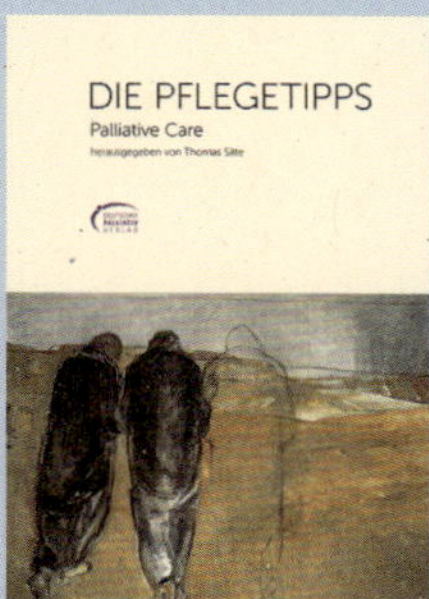

Die Pflegetipps – Palliative Care
85 Seiten
kostenfrei

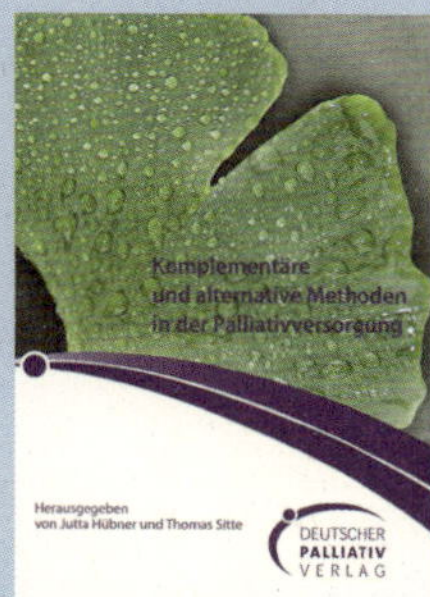

Komplementäre und alternative Methoden in der Palliativversorgung
112 Seiten , € 5,–

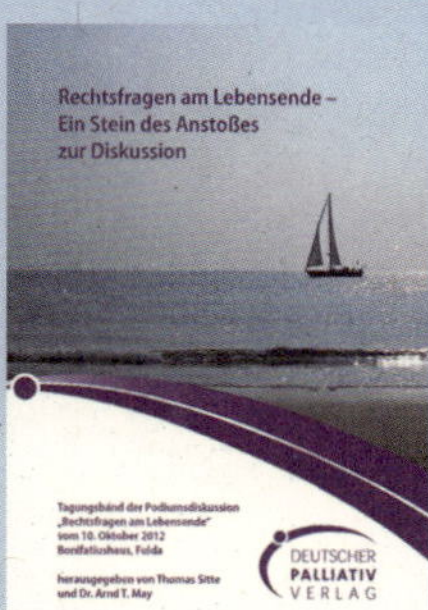

Rechtsfragen am Lebensende
72 Seiten
€ 5,–

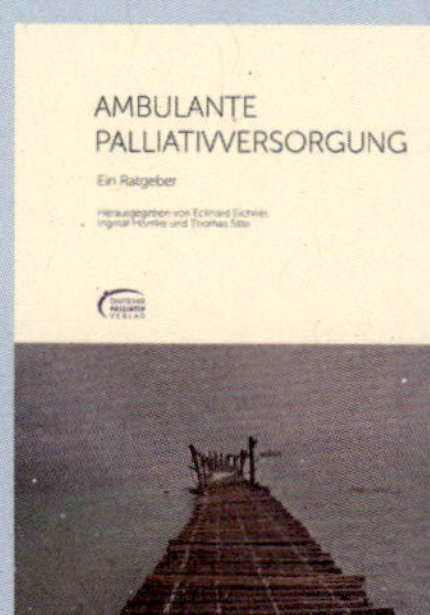

Ambulante Palliativversorgung – ein Ratgeber
283 Seiten, € 10,–

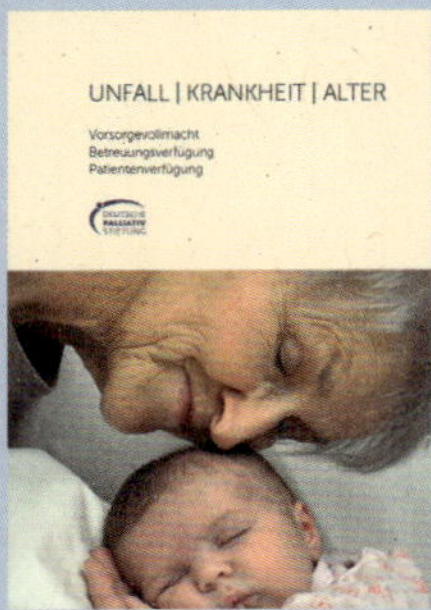

Mappe „Patientenverfügung"
kostenfrei

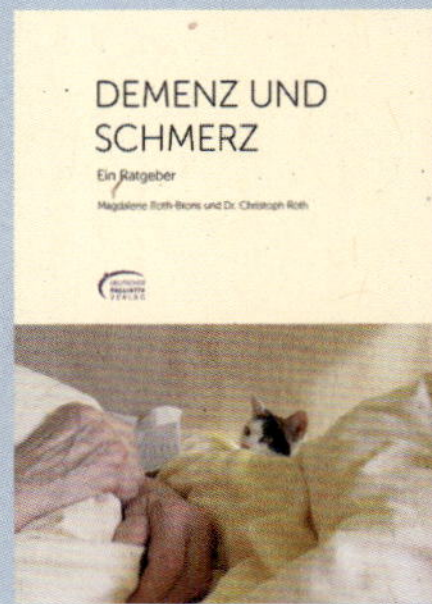

Demenz und Schmerz
70 Seiten, € 5,–

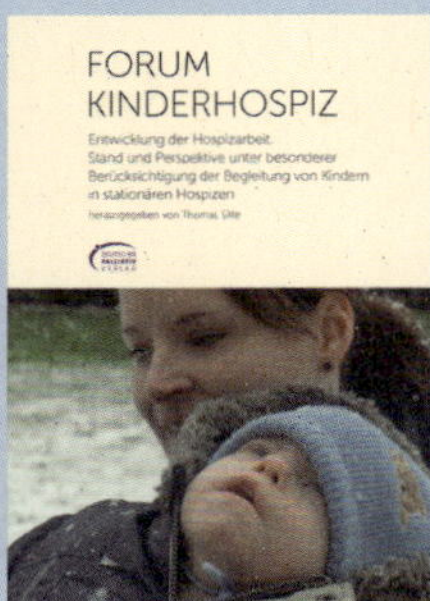

Forum Kinderhospiz
104 Seiten, € 10,-

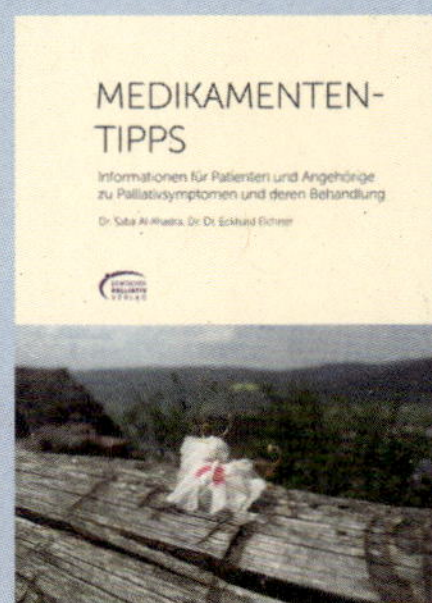

Die Medikamententipps – ein Ratgeber für die palliative Begleitung
204 Seiten, € 10,–

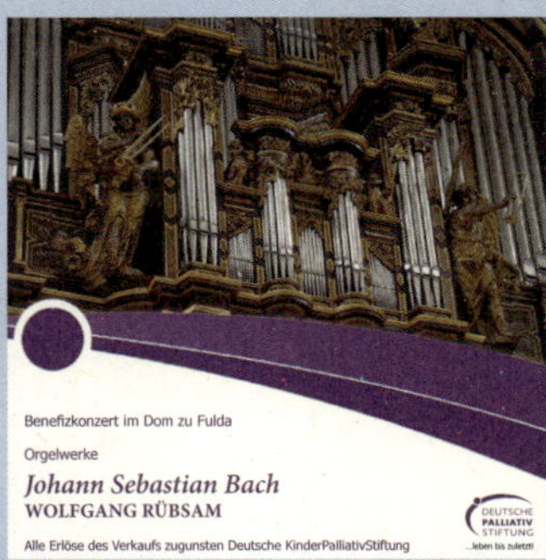

Orgelwerke von Johann Sebastian Bach
gespielt von Prof. Wolfgang Rübsam
€ 10,–
(Erlös zugunsten der KinderPalliativStiftung)

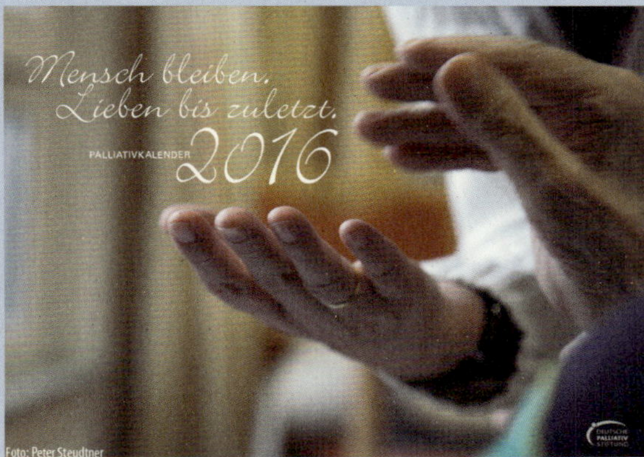

PalliativKalender 2016
41 x 29 cm
€ 10,–
(Erlös zugunsten der KinderPalliativStiftung)

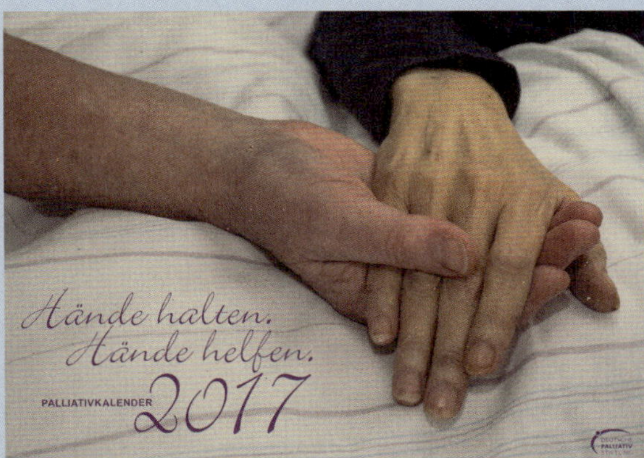

PalliativKalender 2017
41 x 29 cm
€ 10,–
(Erlös zugunsten der KinderPalliativStiftung)

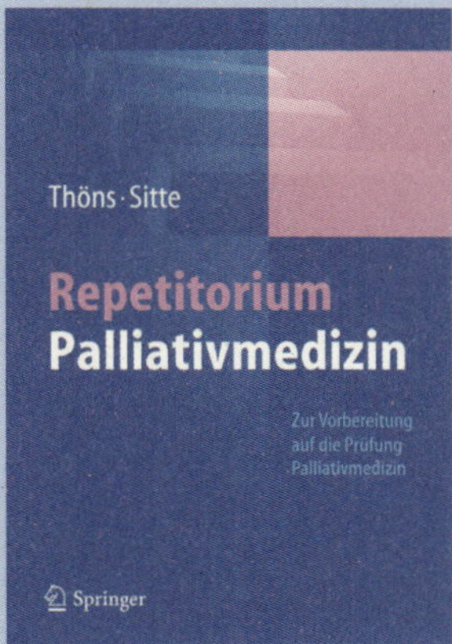

- Orientiert an den Weiterbildungsinhalten für die Zusatzbezeichnung Palliativmedizin
- Basiswissen und Fallbeispiele
- Für die Prüfung und die Praxis
- Optimale Hilfe bei konkreten und schwierigen Fragestellungen im Klinik- und Praxisalltag

Thöns M, Sitte, T:
Repetitorium Palliativmedizin
Springer, 2013
322 Seiten
€ 39,99

Palliativmedizin ist die Behandlung von Patienten mit einer nicht heilbaren und fortschreitenden Erkrankung sowie begrenzter Lebenserwartung. Dabei steht nicht die Verlängerung der Lebenszeit an erster Stelle, sondern die bestmögliche Lebensqualität. Eine optimale Schmerztherapie und Symptomkontrolle spielen eine sehr große Rolle, ebenso wie die Integration der psychischen, sozialen und spirituellen Bedürfnisse des Patienten, der Angehörigen und des Behandlungsteams in der Phase der Erkrankung, des Sterbens und der Zeit danach. Dazu bedarf es neben gutem Fachwissen insbesondere einer besonderen Haltung zu Sterben und Tod.
Das vorliegende Repetitorium orientiert sich an den Weiterbildungsinhalten für die Zusatzbezeichnung „Palliativmedizin“. Ein Autorenteam aus der Praxis der ambulanten und stationären Palliativversorgung vermittelt prägnant und praxisnah die wesentlichen Aspekte für die Begleitung Sterbender: Grundlagen der Palliativmedizin, Behandlung von Schmerzen und anderen belastenden Symptomen, psychosoziale und spirituelle Aspekte, ethische und rechtliche Fragestellungen, Kommunikation, Teamarbeit und Selbstreflexion.
Zahlreiche Fallbeispiele – ähnlich den Fallseminaren – zeigen reale Situationen anhand derer Entscheidungen und Problemsituationen nachvollzogen wer den können und vermittelt sinnvolle Lösungsstrategien. Das Werk richtet sich an alle Ärzte, die palliativmedizinisch tätig sind oder die Zusatzbezeichnung „Palliativmedizin“ erwerben möchten. Der bewährte Repetitorium-Stil garantiert systematisch aufbereitete Inhalte, absolutes Praxiswissen und eine optimale Prüfungsvorbereitung.

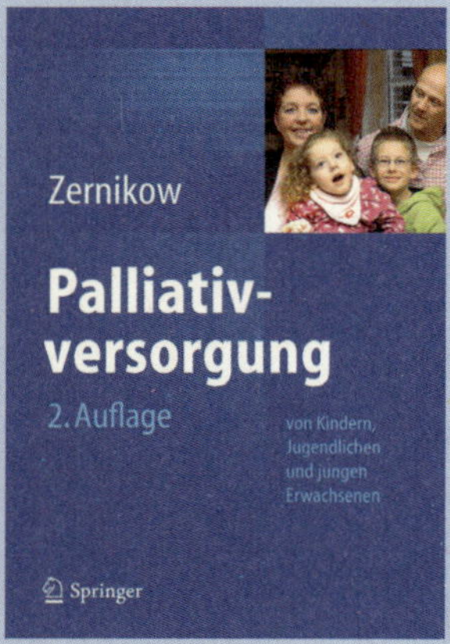

- Pädiatrische Palliativversorgung – von den Grundlagen bis zu konkreten Handlungsanweisungen
- Nach dem multiprofessionellen Curriculum zur Kinderpalliativversorgung
- Praxisnah durch viele Fallbeispiele, tabellarische Übersichten und weiterführende Links und Tipps

Zernikow, B. (Hrsg.)
Palliativversorgung von Kindern, Jugendlichen und jungen Erwachsenen
Springer, 2013
565 Seiten
€ 79,95

Begleitung auf dem letzten Weg

Pädiatrische Palliativversorgung bedeutet, Kinder, Jugendliche und junge Erwachsene mit lebensbedrohlichen oder lebenslimitierenden Erkrankungen begleitend an die Hand zu nehmen und ihre betroffenen Familien zu unterstützen. Körper, Seele und Geist des Kindes benötigen eine aktive und umfassende Betreuung.

Wie professionelle Helfer aus dem Palliativteam dem Kind im Angesicht des Todes begegnen können, vermittelt dieses Buch ausführlich und praxisnah, angelehnt an das Curriculum für Palliativmedizin.

Die Autoren spannen den Bogen von den strukturellen, organisatorischen und ethischen Grundlagen, den Bedürfnissen von sterbenden Kindern über die praktische Schmerztherapie bis hin zur Situation von Betreuern und Geschwistern sowie Recht und Weiterbildung. Praxisorientierter Schwerpunkt: die Symptomerfassung und Symptomtherapie mit neuen Kapiteln zu Notfällen der Symptomkontrolle und zur palliativen Sedierung. Besonderheiten bei bestimmten Patientengruppen schließen u.a. Aspekte der Versorgung schwerst-mehrfach behinderter Kinder oder krebskranker Kinder ein.

Als hilfreiche Stütze in der praktischen Palliativversorgung dienen das neue Medikamentenverzeichnis und ein kompakter Leitfaden zur Optimierung der stationären Palliativversorgung auf Normalstationen.

Ein kompetentes Buch für die kompetente Unterstützung Ihrer Patienten, ein echtes Standardwerk!

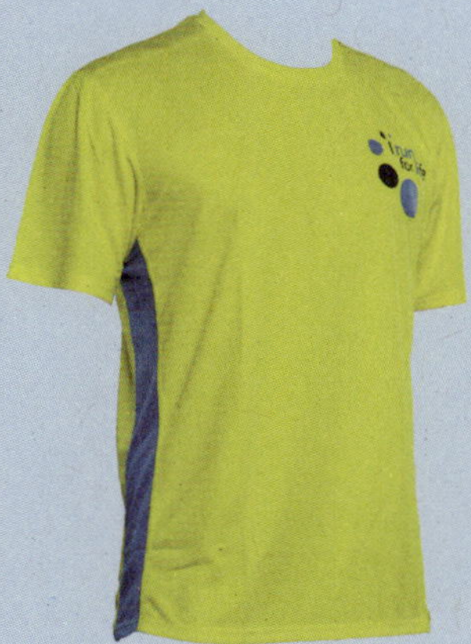

Funktionsshirt gelb
€ 30,–

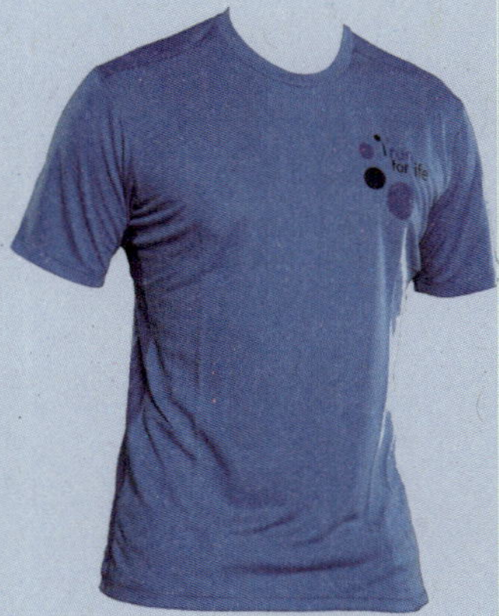

Funktionsshirt blau
€ 30,–

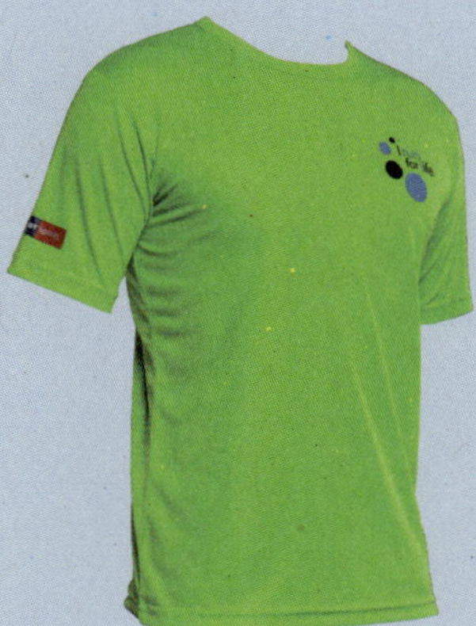

Funktionsshirt grün
€ 30,–

„I run for life" und der dazugehörige DeutschlandCup sind langfristige, gemeinsame Projekte der PalliativStiftung mit KARSTADTsports und der Techniker Krankenkasse.

Wir wollen im wahrsten Sinne des Wortes laufend hospizlich-palliative Denkanstöße dorthin bringen, wo man sie überhaupt nicht erwartet.

Machen Sie mit.

Laufen Sie mit.

Informieren Sie sich auf der Website
www.irunforlife.de

Die hochwertigen Funktionsshirts mit dem Logo der Sportinitiative der Deutschen PalliativStiftung sind leicht, atmungsaktiv, tranportieren Feuchtigkeit schnell von innen nach außen und bestehen aus 50 % Polyester-, sowie 50 % Topcool-Polyesterfasern.
Für Vereine und Veranstalter Mengenpreis auf Anfrage.

Persönliche Notizen